实用超声诊断技术与临床应用

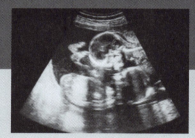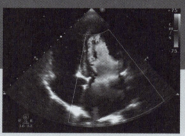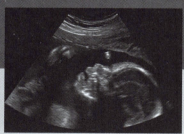

潘 宁 主编

中国纺织出版社有限公司

图书在版编目（CIP）数据

实用超声诊断技术与临床应用 / 潘宁主编. -- 北京：
中国纺织出版社有限公司, 2022.10
ISBN 978-7-5180-9853-8

Ⅰ.①实… Ⅱ.①潘… Ⅲ.①超声波诊断 Ⅳ.
①R445.1

中国版本图书馆CIP数据核字（2022）第168247号

责任编辑：樊雅莉 责任校对：高 涵 责任印制：王艳丽

中国纺织出版社有限公司出版发行
地址：北京市朝阳区百子湾东里A407号楼 邮政编码：100124
销售电话：010—67004422 传真：010—87155801
http://www.c-textilep.com
中国纺织出版社天猫旗舰店
官方微博 http://weibo.com/2119887771
北京通天印刷有限责任公司印刷 各地新华书店经销
2022年10月第1版第1次印刷
开本：787×1092 1/16 印张：13.5 插页：2.5
字数：250千字 定价：98.00元

凡购本书，如有缺页、倒页、脱页，由本社图书营销中心调换

编　委　会

前　言

　　超声诊断成像原理是利用超声波在人体不同组织中传播的特性和差异，通过静态和动态图像显示进行疾病诊断。因其诊断正确率高，在医师熟练操作下有独特的优越性，适用范围日益广泛，超声诊断队伍也日益壮大。

　　本书以临床实用为目的，以临床常见病和多发病为重点，系统阐述超声诊断基础内容和常见疾病的超声影像学诊断。在本书编写过程中，尽量体现科学性、先进性、实用性，在文字基础上合理配用图片，易于掌握，查阅方便，可供临床工作及教学参考。本书是由国内多位超声医学专家共同执笔编写而成，总结了我国超声临床诊断的丰富经验，吸取了国内外先进技术，是临床医师有益的参考书。

　　由于参编人数较多，文笔不尽一致，加上篇幅和编写时间有限，书中难免会存在缺点和错误，殷切希望读者在使用本书的过程中不断提出宝贵意见和建议，以供今后修订时参考，在此表示感谢。

编　者

2022 年 6 月

目　录

第一章

基础诊断方法

第一节　A 型超声诊断法

一、原理

A 型超声诊断法是采用幅度调制型的显示法（Amplitude Modulation Display），简称 A 超。该法在显示器上，以纵坐标表示脉冲回波的幅度；以横坐标表示检测深度，即超声波的传播时间。它有单相和双相（或称单迹和双迹）两种。

A 型超声诊断法显示组织界面的回波幅度，是组织界面回声示意图。超声波在人体组织中传播时，遇到声特性阻抗不同的组织所组成的界面时就会产生反射。反射波的大小和两种组织的声特性阻抗之差有关。差异越大，反射波幅也越大。没有差异，也就没有反射，呈现无回声的平段。而对回波可按波的幅度分为饱和波、高波、中波、低波、小波和微波；也可按波数分为稀疏、较密、密集；或以波的形态分为单波、复波、丛波、齿状波等。A 超就是根据组织界面回波的距离，测量组织或脏器的厚度和大小的，并根据回波波幅的高低、形状、多少进行诊断。

二、临床应用

超声波在临床诊断的应用，始于 A 型超声诊断法。虽然，现今以 B 型超声为主，彩超也日益普及。但 A 型超声仍有一定的应用价值。该法使用简单方便而且显示的组织界面比较明确，便于对组织或器官的厚度、大小、距离等的测量。此外组织定征界面也有用该法进行研究。

目前 A 型超声在临床应用比较多的有脑中线探测；眼球探测；胸膜腔和积液探测；心包积液探测；肝脓肿探测等方面。

（潘　宁）

第二节　M 型超声诊断法

M 型，M 表示活动（motion）的意思，它是沿声束传播方向各个目标的位移随时间变化的一种显示方式。M 型超声诊断法，是用垂直方向表示探查的深度；用水平方向表示时间；

用亮度表示回波的幅度。这种显示模式把沿声束检测到的心脏各层组织界面回声展开成随着时间变化的活动曲线，所以常称为 M 型超声心动图。

M 型超声可以显示心脏的一维解剖结构，因而可以测量有关心脏结构的大小，如管壁、室壁、中隔的厚度；大血管、心腔内径。

M 型超声的活动曲线可以观察心脏结构如心肌、瓣膜等的活动功能，计算其活动速度，计测心腔的缩短分数与射血分数等，借此了解心脏活动及功能情况。

由于 M 型超声不能提供心脏二维解剖结构，目前这种模式是与下一节介绍的 B 模式结合在一起。通过 B 模式的切面图上显示 M 型取样线，并以 M 型取样线指示显示的 M 型在解剖平面的取样位置。这样通过移动 M 型取样线可以获取相应的解剖位置的 M 型图。M 型取样线可以有 1 条、2 条和多条，并相应显示 1 幅、双幅或多幅 M 型图。

传统 M 型取样线是在切面内，以切面顶点为起点，沿声束取向，这种单声束超声心动图只能清晰显示与声束垂直的心脏组织结构界面的运动情况，而不能显示与声束平行的心脏组织结构界面的活动情况。近年发展了一种新技术，它允许 M 型取样线在 360°范围内任意取样，并显示相应的心脏结构活动情况，这种方式称为解剖 M 型。这种技术是对数字化的二维图进行处理，将 M 型取样线与各声束的交叉点的灰阶值提取出来，显示出取样线上各点的灰阶随时间的变化，所以 M 型的质量取决于二维图的清晰度。

通过 M 型超声可以了解人体心脏的活动情况，但 M 型超声和 A 型超声一样都仅是反映人体组织的一维结构学信息，还不能称为超声影像。能反映人体二维或三维的结构学信息才能称为影像。下面将介绍有关这方面的超声成像模式。

（潘　宁）

第三节　B 型超声诊断法

一、原理

B 型超声诊断法是采用辉度调制显示（brightness modulation display）声束扫查人体切面的声像图的超声诊断法，简称 B 超。

B 型超声扫查方式主要有两种：线性扫查和扇形扫查，前者以声束平移位置为横坐标，以超声波的传播距离（即检测深度）为纵坐标；后者是以距离轴为半径、圆周角为扫查角的极坐标形式扫查。

在切面声像图上，以回波的幅度调制光点亮度，并以一定的灰阶编码显示，所以称为切面灰阶图。如果对回波幅度进行彩色编码显示，则称为切面彩阶图，这是一种伪彩色显示法。

B 型超声不仅利用组织界面的回波，而且十分重视组织的散射回波（后散射）。它是利用组织界面回波和组织后散射回波幅度的变化来传达人体组织和脏器的解剖形态和结构方面的信息。

二、诊断基础

B 型超声是通过组织器官切面图的亮度变化来了解人体解剖结构学的信息，而切面图的亮度既与组织的声衰减特性有关，也与组织之间的特性声阻抗之差有密切的关系，这两者是作为超声切面图分析的基础。人体不同组织的声衰减不同，特别与它们的含水量、胶原及其他蛋白质、脂肪等含量以及钙化有关，并随超声频率的增加而增加，即超声频率愈高衰减愈大。

三、临床应用

B 型超声是目前超声在临床诊断应用的最基本模式，它能提供临床有关人体脏器的解剖学（结构学）信息。B 型超声虽然提供人体组织结构学信息，但因回波幅度除了和组织的声特性阻抗、声衰减有关外，还受入射角度、发射声强和仪器操作调节等因素影响，而且人体的组织结构又十分复杂，这些原因致使 B 型超声提供的诊断信息特异性不够强。为了进一步满足临床诊断的要求，不断发展新的超声诊断模式，以下内容将介绍这些超声诊断模式。

（张朝颖）

第四节　其他回波幅度法

前述 3 节介绍的都是回波幅度法，即这一类仪器都是利用回波幅度的变化来获取组织结构学信息。除了这 3 种之外，还有 C 型、F 型和三维成像等模式，都属于回波幅度法。

一、C 型和 F 型超声诊断法

A 型和 M 型超声的声束是不进行扫查的，B 型超声的声束也只进行一个方向扫查（按直线或弧线扫查），即通过一维扫查而形成 1 个切面图。但是 C 型和 F 型超声的声束要进行 X、Y 两个方向的扫查，即通过二维扫查形成 1 个与声波传播方向垂直的平面（C 型）或曲面（F 型）。其中 C 型的距离选通（成像平面的深度）是一个常数，而 F 型的距离选通是一个位置函数（变量），它们都是采用辉度调制方式显示。

二、三维成像法

它显示的是组织器官的立体图（三维图），同样是利用辉度来表示回波的幅度信息。但我们要知道，目前在临床应用的三维成像法（3D），都是将探测的三维物体图像以平面显示的方法显现有立体感的显示方法。而真正的立体显示，还未在临床上应用。

三维成像按成像速度可分为静态三维成像和动态三维成像，而动态三维成像又可分为非实时三维和实时三维。

（一）重建三维成像

这是一种通过一组二维图像的采集、处理，然后进行三维重建和显示的成像模式。由于对二维图组的扫查采集方式不同，目前主要有下述两种类型。

1. 自由臂扫查法（静态三维成像）

这种方法是由手持常规 B 超探头，自由移动探头扫查获取重建三维所需的二维图组。这种方法有非定位的和定位的，但所重建的三维图都是静态三维图。这种方法已渐被淘汰。

2. 机械式三维成像法（动态三维成像）

它将 B 超电子探头固定于一个机械装置上，由机械装置带动探头进行平行扫查、扇形扫查或旋转扫查，以获取某一立体空间的二维图组进行重建三维图。由于机械装置的速度可控，而且速度比手持扫描快，可以重建动态的三维图像，但目前机械式三维成像速度在20幅立体幅左右，只是属于非实时动态三维成像。这类三维成像的探头称为机扫一维阵探头，目前有机扫线阵探头和机扫凸阵探头。

（二）实时三维成像

1. 二维矩阵探头成像法

这种实时三维成像，需要高灵敏度的二维矩阵阵列探头。这些阵列往往有数千上万个晶片（64×64 矩阵的探头，就有 4 096 个晶片），通常采用相控技术在方位角和仰角方向进行电子偏转和聚焦，实现金字塔形立体扫查。采用实时并行的数字波束技术，目前可按每秒 160 MB 的高信息量持续形成三维图像，实现实时三维成像。

2. 声全息图

声全息是基于声波的干涉和衍射原理，利用探测波和参考波之间的干涉，把探测波振幅和相位携带的有关探测物结构的全部信息提取与再现的技术。用这种技术将三维物体图像以平面显示的方法显现成具有立体感图像称为声全息图。它是实时三维图。

在声全息中，受到物体声学特性调制并到达全息图记录面上的波，称为物波；而为构成全息图而用的直接照射全息图记录面并与物波相干的空间分布均匀的波，称为参考波。

产生声全息图的方法有很多种，如液面声全息、布阵声全息、数字重建声全息和布拉格衍射声成像等。

目前声全息图尚未进入临床应用阶段。

（三）超声三维重建的临床应用

目前该技术主要应用在心脏科和产科，此外，在妇科、眼科、腹部和血管中都有应用，往往作为 B 超的补充。特别利用超声三维重建技术的多平面成像，可以获取 B 超不能得到的 C 平面甚至 F 曲面。利用此项技术，可对人体脏器感兴趣区域进行逐层、多角度的观察，获取比 B 模式更为充分的解剖学信息。

除了体表三维成像探头，还有经腔道三维成像探头，如经阴道三维成像探头和经食管三维成像探头，甚至还有血管内三维成像探头。

目前灰阶三维成像在临床应用较多，其中利用灰阶差异的变化显示组织结构的表面轮廓的三维表面成像已较广泛应用于含液性结构及被液体环绕结构的三维成像。不仅能显示被检结构的立体形态、表面特征和空间关系，而且能提取和显示感兴趣结构，精确测量其面积和体积等，适用于胎儿、子宫、胆囊、膀胱等含液性或被液体环绕的结构。另一种用得较多的三维重建成像是透明成像，它利用透明算法淡化周围组织结构的灰阶信息而呈透明状态，着重显示感兴趣组织的结构，使重建结构具有立体透明感。透明成像因采用算法不同而有不同模式，如最小回声模式、最大回声模式和 X 线模式，或它们之间的混合模式等。其中最小回声模式适合于观察血管、胆管等无回声或低回声结构；最大回声模式适合于观察实质性脏器内强回声结构，如胎儿的颅骨、脊柱、胸廓、四肢骨骼等；X 线模式的效果类似于 X 线平片的效果等。

彩色多普勒血流三维成像用于观察血管的走向，血管与周围组织的关系及感兴趣部位的血流灌注的评价等都引起临床的关注。

（张朝颖）

第二章

常用超声新技术

第一节　超声造影

一、超声造影的原理

超声造影就是将造影剂注入体内，使均质的血液变为含有微小气泡的液体，声阻有很大差异，当超声波通过时，出现密集的光点反射，与正常状态均质血液的无回声区形成非常鲜明的对比，具有良好的造影效果。声诺维是目前超声造影使用最广泛的造影剂，其主要成分是六氟化硫（SF_6）（一种惰性无毒气体），可随呼吸排出体外。

二、腹部脏器超声造影

超声造影在消化系统、泌尿系统、女性生殖系统、浅表器官和外周血管等均有广泛的应用，其中肝超声造影应用最广、效果最显著。

（一）肝超声造影

1. 肝实质性占位病变良、恶性的鉴别

由于肝组织接受双重血供，肝动脉与门静脉及肝实质造影剂灌注时相分为动脉相、门脉相及实质相。肝动脉相，是造影剂从肝动脉进入肝的时间，介于静脉注射造影剂后 30 秒以内；门脉相是注射造影剂后 31～120 秒；实质相或延迟相出现于注射造影剂 120 秒之后。

肝良、恶性病变的鉴别：动脉相显示病变区血管的丰富程度及增强模式，恶性肿瘤由于血供丰富，多数出现快速明显增强，少数良性病变也有快速增强；门脉相及延迟相显示造影剂从病变部位的清除方式及速度，大部分恶性病变在延迟相造影剂逐步消退，表现为低增强，而大部分良性实性病变表现为等增强或高增强（图 2-1）。

2. 肝肿瘤消融治疗的监测

射频消融治疗后即刻注射造影剂，已被消融的肿瘤组织表现为在各个时相均无造影剂填充，而残存的肿瘤组织动脉相仍出现快速增强，此时即可对残存的肿瘤进行补充治疗。

3. 肝损伤的监测

肝裂伤或脾包膜下血肿表现为所有造影时相均无增强，受伤部位活动性出血时可发现造影剂外溢。

4. 肝移植术后监测

正常移植肝表现为注射造影剂后肝动脉快速增强，但肝动脉血栓形成时，肝动脉不增强，通过门脉相及延迟相对肝组织的扫查可以显示肝组织内的梗死灶。

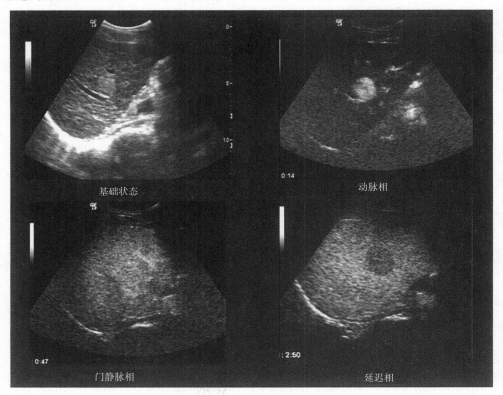

图 2-1　肝细胞性肝癌超声造影表现

肝细胞性肝癌基波显像呈等回声病灶，动脉相呈高增强，门脉相造影剂消退，实质相病灶内造影剂明显消退，回声明显低于周围肝组织

（二）肾超声造影

鉴别肾局灶性病变是超声在肾最重要的临床应用。超声造影可用于肾介入治疗后的监测、移植肾及肾动脉狭窄的动脉血流显示。

（三）女性生殖系统超声造影

超声造影可用于子宫、卵巢肿瘤的良、恶性鉴别。超声造影有助于评价子宫恶性肿瘤的浸润范围，可以评价子宫肌瘤介入治疗的效果，也可以显示输卵管形状。

三、甲状腺、乳腺超声造影

超声造影可以提高甲状腺、乳腺肿瘤血流显示的阳性率，更全面显示肿瘤的血管形态及数量，提高小器官肿瘤病变诊断及鉴别的准确性。

四、颈动脉超声造影

超声造影可明确显示狭窄血管内残腔，有助于判断血管有无闭塞和狭窄程度；可通过显示斑块内新生血管而评价斑块的易损性。

五、心脏超声造影

（一）左、右心脏超声造影临床应用价值

1. 显著改善左心腔心内膜显影

对于肥胖、肺气肿、胸壁畸形等透声差而心内膜边缘无法区别的患者有利于测量心腔横径。

2. 评价左室容积及功能

心腔超声造影检查是评估重症患者心功能更为准确的无创性检查方法。

3. 协助诊断瓣膜病变、左心腔占位性病变

不再详述。

（二）心肌超声造影

心肌造影超声是利用声学微气泡作为造影剂进行心肌灌注显像的一项新技术。通过冠状动脉直接注射或者从外周静脉输注的方法，这些微气泡不仅能够进入冠状动脉微血管内，并且能较长时间保留其中而不溢出血管外。因此，在平衡状态下，微气泡在心肌不同区域的相对浓度反映了局部冠状动脉微血管的密度及其相对血容量。

1. 心肌超声造影在心肌灌注显像中的应用

心肌超声造影可诊断冠状动脉狭窄和检测冠状动脉的血流储备，早期诊断急性心肌梗死，以及评价溶栓及介入治疗急性心肌梗死的疗效。

2. 心肌超声造影判定心肌梗死后的存活心肌

心肌超声造影根据心肌血流灌注和室壁运动可以判断存活心肌，常需结合负荷试验来分析。心肌超声造影可直接评价心肌微循环。存活心肌虽然有局部室壁运动异常，但由于微血管结构相对完整，保证了有效的心肌灌注，在心肌造影中常表现为正常均匀显影或部分显影；无造影剂显影则提示该区域心肌细胞坏死。

（公英子）

第二节　斑点追踪超声检查

一、斑点追踪超声的成像原理

超声成像过程中，入射超声波与小于超声波波长的组织结构发生散射、反射等作用，形成了二维灰阶图像中所谓的"斑点回声"信息。心肌组织内包含众多均匀分布的声学斑点，这些自然声学标志与组织同步运动，其形状在相邻两帧之间变化不大。斑点追踪超声是在高帧频二维超声图像中，采用最佳模式匹配技术，逐帧追踪感兴趣区域内心肌组织中的斑点运动，运用空间和时间处理算法计算其空间位移大小，由此获得心肌组织在心动周期内的运动速度、应变及扭转角度等多个运动参数信息。与组织多普勒技术相比，斑点追踪技术能够更准确地反映心肌空间运动。其优点为：①与组织多普勒频移无关，不受多普勒取样角度的限制；②定量分析心肌在各个方向上的运动速度、位移、形变以及运动时相和顺序；③操作简

单，可重复性好。

二、检查方法与观测指标

1. 应变

在二维图像切面中勾画感兴趣区域的心肌节段，斑点追踪技术的分析软件将自动追踪心肌组织中各个斑点在心动周期中的运动轨迹，计算感兴趣区域内各室壁心肌节段的平均应变值。

（1）纵向应变：在心尖切面测量心肌沿纵行纤维方向上的应变值。心肌缩短时应变为负值，伸长时则为正值（图 2-2）。

（2）径向应变：在心脏短轴切面测量心肌径向应变值，该值反映了室壁收缩期的增厚程度，室壁增厚时为正值，变薄时为负值（图 2-3）。

（3）圆周应变：在左室短轴切面测量心肌沿着圆周方向的平均应变值。心肌节段缩短时为负值，伸长时为正值（图 2-4）。

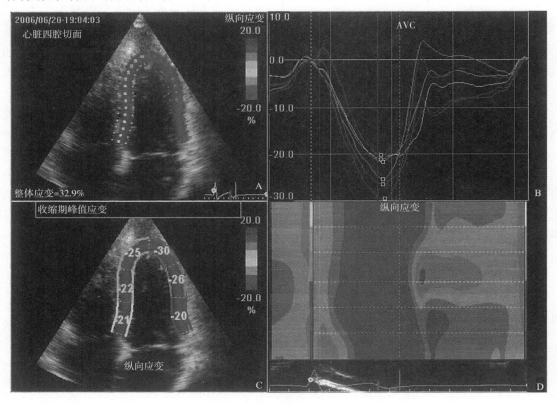

图 2-2　左室心脏四腔切面心肌纵向应变—时间曲线

A. 将感兴趣区域置于左室四腔切面各室壁节段心肌组织；B. 斑点追踪技术自动分析获得的各室壁节段的二维应变曲线；C. 显示了各室壁心肌节段的收缩期峰值应变；D. 各心肌节段应变值的曲线解剖 M 型显示。AVC：主动脉瓣闭合

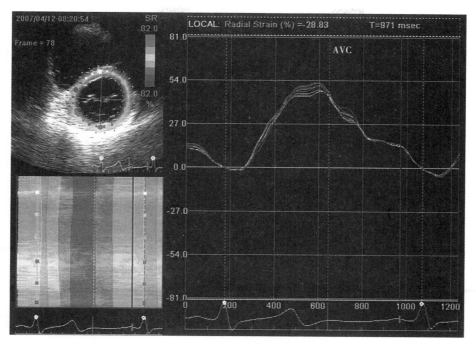

图2-3　二尖瓣水平左室短轴切面径向应变—时间曲线

收缩期室壁增厚，各心肌节段径向应变为正值，显示在曲线的上方。AVC：主动脉瓣闭合

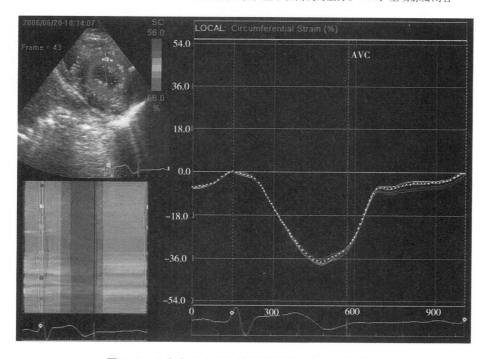

图2-4　心尖水平左室短轴切面圆周应变—时间曲线

收缩期左室周径变短，各心肌节段圆周应变为负值，显示在曲线下方。AVC：主动脉瓣闭合

2. 旋转角度

在心脏短轴二维图像切面中勾画感兴趣区域，软件将自动追踪组织中各个斑点在心动周期中的运动轨迹，以左室短轴中心为假想圆心，计算感兴趣区域内各心肌节段心肌的旋转角度，从心尖向心底方向观察，二尖瓣水平左室短轴是顺时针旋转，心尖部左室短轴是逆时针旋转。关于左室旋转的表示方法还没有统一，目前一般是用正值表示逆时针旋转，负值表示顺时针旋转（图2-5）。

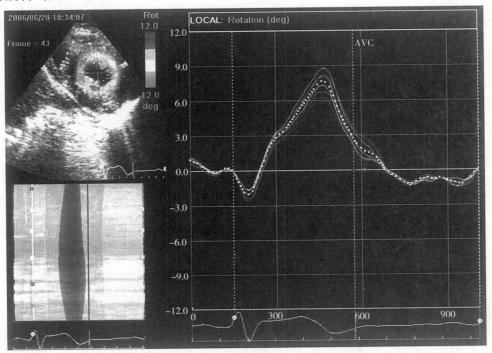

图 2-5　心尖部左室短轴旋转—时间曲线

与二尖瓣水平的旋转方向相反，从心尖向心底方向看，收缩早期为顺时针方向旋转，为负值，显示在基线下方；收缩晚期为逆时针方向旋转，为正值，显示在基线上方。AVC：主动脉瓣闭合

（公英子）

第三节　超声弹性成像

生物组织的弹性或者硬度主要取决于组织内部的结构成分，超声弹性成像技术能够获得组织内部弹性分布的定量信息，能更生动地显示、定位病变及鉴别病变性质，它使超声诊断技术更为完善。

一、超声弹性成像的基本原理

根据组织的弹性系数不同，施加外力后其产生形变能力也不同。利用超声探头或一挤压装置沿着探头的纵向（轴向）给组织施加一个微小的力量压迫组织，同时向组织发射超声波，对压缩前、后超声回波信号进行相关性分析，计算出受外力后组织的动态位移，再以灰阶或彩色编码进行二维成像。弹性系数小的组织受压后位移变化幅度大，显示为红色；弹性系数大的组织受压后位移变化小，显示为蓝色；弹性系数中等的组织显示为绿色，以色彩对不同组织的弹性进行编码，借其反映组织硬度。

二、超声弹性成像的检查及分析方法

（一）超声弹性成像的检查方法

1. 感兴趣区域的调节

进行组织超声弹性成像检查时，先观察二维图像，然后启动弹性成像模式，同时显示二维图像与弹性图像。感兴趣区域大小应调节至应变区面积的 2～3 倍以上，至少不小于 1.5 倍。

2. 加压方法

分为手法加压及机械加压两种。

（1）机械加压：不仅容易实现压缩方向严格沿着超声探头的纵向，而且也容易实现微小的压缩量，具体的数值也可以测量，但是不仅装置笨重，数据采集时间也较长。

（2）手法加压：人为主观因素影响较多，组织的应变与位移不仅与施加压力大小有关，也受压放频率快慢的影响。在操作中，将显示屏上的反应压力与压放频率的综合指标（数字 1～7 显示）维持在 2～3 比较合适，数字 2～3 表示可较好地分辨组织的硬度，数字"1"表示外力指标过低，数字"4"以上表示外力指标过高，对组织硬度的反应均可能不准确。

（二）超声弹性成像的分析方法

近年发展的实时组织弹性成像以彩色编码代表不同组织的弹性大小，通常自红色至蓝色，表示组织从"软"逐渐变"硬"。弹性系数小的组织受压后位移变化大，显示为红色；弹性系数大的组织受压后位移变化小，显示为蓝色，弹性系数中等的组织显示为绿色，以色彩对不同组织的弹性编码，能较直观地反映被测组织硬度。另外还可以比较病变区与周围正常区之间的弹性（或硬度）。在感兴趣区域（ROI）内选取病变区（应变值用 A 表示）、周围正常组织区（应变值用 B 表示），计算 A/B 值即应变对比度，该比值越大，表示病变组织的弹性越好，该比值越小，表示病变组织的弹性越差。通过应变对比度的测定，可以定量反映病变组织的硬度。

三、超声弹性成像的临床应用

（一）评价乳腺良、恶性病变

Krouskop 等的研究表明乳腺组织弹性系数从大到小排列顺序是：浸润性导管癌＞导管内原位癌＞乳腺纤维组织＞正常乳腺组织＞脂肪组织。目前国内外多参照日本筑波大学植野教授提出的五分法对乳腺组织进行弹性评分。

（二）甲状腺占位性病变的鉴别诊断

目前临床多采用五分法对甲状腺占位性病变进行弹性评分。

0 级提示肿块囊性变或囊内出血，甲状腺囊性变弹性图上具有特征性的表现，即"蓝—绿—红"分布（blue-green-red sign，BGR 征象）。甲状腺腺瘤或增生结节的弹性分级多为Ⅰ～Ⅱ级，而腺癌的分级多为Ⅲ～Ⅳ级，这表明甲状腺恶性肿瘤的硬度大于良性肿瘤。

（三）评价颈动脉粥样硬化斑块的性质

超声弹性成像图上软斑块表现为黄绿色或者以绿色为主；混合型斑块表现为蓝绿相间，而钙化斑则完全为蓝色所覆盖。周围正常组织与斑块的应变对比度：钙化斑块最高，混合性斑块次之，软斑块最低。

（四）诊断肝纤维化

组织的弹性或硬度主要取决于组织内部的分子组成及其在微观、宏观上的表现形式，因此，当肝组织出现纤维化、硬化等病理改变时，肝的弹性也发生改变。当早期肝组织出现纤维化等病理改变时，组织的声阻抗差变化不明显，传统超声诊断肝硬化并不敏感。Sandrin等通过研究表明瞬时弹性成像结果的可重复性高，肝弹性模量与纤维化级别的相关性好，而且与炎症活动度及脂肪变性分级不相关。

（五）诊断前列腺癌

肿瘤的细胞密度大于周围的正常前列腺组织，因此，前列腺癌的组织弹性有别于正常组织。实时弹性成像与常规诊断方法结合可以有效降低前列腺组织活检的假阴性，从而提高组织活检诊断前列腺癌的敏感性。

（六）评价静脉血栓性质

静脉血栓的发生时间对于其治疗措施的选择非常重要。由于静脉血栓发生越早，存在时间越长，则机化程度越重，其弹性也就越小。因此，可利用超声弹性成像技术通过评价静脉血栓的弹性来推断静脉血栓的发生时间。

（七）评价恶性肿瘤淋巴结转移

是否存在淋巴结转移及转移的部位、大小、数目对恶性肿瘤的治疗方式选择非常重要。超声弹性成像可通过评价淋巴结的弹性来判断淋巴结有无恶性肿瘤淋巴结转移。其弹性图像一般分为4种类型：1型，淋巴结80%以上显示为绿色或红绿相间；2型，淋巴结50%以上、80%以下显示为绿色或红绿相间；3型，淋巴结50%以上、80%以下显示为蓝色；4型，淋巴结80%以上显示为蓝色。其中1型和2型表示淋巴结弹性较大，多为良性；3型和4型表示弹性较小，多为恶性肿瘤淋巴结转移。

（八）评价心肌功能

心肌弹性成像可以反映局部心肌的位移及心肌弹性。位移及弹性图可见显示心肌的收缩—舒张运动以及心肌层的增厚或变薄，显示病变心肌与正常心肌之间的对比度。心肌弹性成像有效提高心肌的弹性信息，并准确表现出正常心肌弹性图像特点，从而有利于早期诊断心肌缺血、心肌梗死，并精确定位。

（王　巍）

第四节　腔内超声

一、经食管超声心动图

经食管超声心动图（TEE）是20世纪80年代发展起来、日臻成熟的一项新的超声显像技术。经食管超声心动图检查时，探头位于食管或胃底，从心脏后方向前扫查心脏，克服了经胸壁超声检查的局限性，不受肺气肿、肥胖、胸廓畸形等因素的影响，能获得较为满意的图像。

（一）仪器与探头

目前经食管超声心动图检查所使用的仪器均为彩色多普勒血流显像仪，探头为相控阵型，分为单平面、双平面和多平面探头，单平面和双平面探头频率多为 5 MHz，多平面探头频率可以调节，为3.5～7.0 MHz。多平面探头可使声束360°全面扫查心血管的结构。

（二）适应证与禁忌证

1. 适应证

（1）二尖瓣、三尖瓣与主动脉瓣病变，人工瓣膜功能障碍，感染性心内膜炎。

（2）主动脉扩张及主动脉夹层，主动脉窦瘤扩张破裂，冠状动脉起源异常或冠状动静脉瘘。

（3）先天性心脏病的诊断、鉴别及分型，特别是经胸超声心动图检查难以显示的静脉窦型房间隔缺损或肺静脉畸形引流；先天性心脏病及瓣膜整形等手术围术期的评估；心内导管及心外微创介入治疗术前筛选病例及手术过程监护。

（4）心腔内、心包及邻近食管的纵隔等部位的占位性病变，特别是常规经胸超声心动图检查难以清晰显示的左心耳血栓。

（5）经胸检查图像质量不理想或部分疑难病变的进一步诊断而又无检查禁忌者。

2. 禁忌证

检查前应对患者的情况进行详细了解，对具有以下这些情况者，在无条件和专业人员监护、缺乏抢救条件时暂不行经食管超声检查。

（1）严重心、肺功能异常，体质极度虚弱。

（2）持续高热和严重感染性疾病。

（3）食管病变，如溃疡、静脉曲张、急性出血、狭窄畸形等。

（4）血压过高或过低者，冠状动脉粥样硬化性心脏病（冠心病）心绞痛或心肌梗死急性发作。

（5）主动脉夹层急性发作。

（三）经食管超声心动图的优点

（1）经食管超声心动图探测时，声束不受肺、胸壁的遮挡，对肺气肿、肥胖、胸廓畸形的患者可获得经胸壁检查难以获得的清晰图像。经食管检查时，房间隔与声束垂直且在近场，无回声失落现象，可准确观察房间隔有无异常，有无心房水平的分流。

（2）在心脏直视手术中进行经食管超声心动图监护时，对手术操作无任何干扰，监测手术进程，减少手术失误。

二、血管内超声

血管内超声（IVUS）是将微小的超声探头镶嵌于心导管的顶端，置于血管内，以此而获得血管壁及血管腔的切面图像。目前应用最多的是冠状动脉内超声，冠状动脉内超声的探头有很高的分辨率，因此，可以准确测量血管和血管腔的径线和面积，还可以发现早期冠状动脉粥样硬化斑块，显示粥样硬化斑块的形态、结构，用于冠状动脉疾病的早期发现、诊断、指导和评价冠状动脉介入治疗。

三、心腔内超声心动图

心腔内超声心动图技术将换能晶片置于介入性心导管头端，采用经血管方式插入右侧心腔内贴近特定的心脏结构进行扫描和观察，获取高分辨率的心脏解剖结构及其功能信息。心腔内超声的临床应用更好地改进了消融导管电极与组织之间的接触，能够确定心腔内膜损伤的形成、部位、范围和程度，并及时评价并发症的发生、部位和严重程度，能够引导房间隔穿刺，并有助于理解心律失常机制与心脏解剖结构异常之间的关系。

四、超声内镜

超声内镜（EUS）是将内镜和超声相结合的消化道检查技术，将微型高频超声探头安置在内镜顶端，当内镜插入体腔后，一方面通过内镜直接观察腔内的形态改变，另一方面可进行实时超声扫描，以获得管道层次的组织学特征及周围邻近脏器的超声图像。微型超声探头细小，可经鼻胃管将微型超声探头导入胃内进行超声扫查，也可经十二指肠乳头按内镜下逆行性胰胆管造影术（ERCP）将微型超声探头插入胰管、胆总管或胆囊内行超声检查上述器官的病变。

（一）分类

超声内镜分为专用超声内镜、电视超声内镜、彩色多普勒超声内镜及经内镜的微型超声探头等。超声探头具有 5 MHz、7.5 MHz、12 MHz 和 20 MHz 的宽频切换探头，有利于清晰地显示病灶。

（二）适应证与禁忌证

1. 适应证

（1）判断消化系统肿瘤的浸润范围及外科手术切除的可能性，确定消化道黏膜下肿瘤的起源与性质，判断消化性溃疡的愈合与复发。

（2）显示纵隔病变，判断食管静脉曲张程度与栓塞治疗的效果，判断是否有淋巴结转移。

（3）胆囊、胆总管中下段及胰腺良、恶性病变的诊断及治疗，诊断十二指肠壶腹肿瘤。

2. 禁忌证

（1）严重心、肺疾病不能耐受镜检查者，处于休克等危重状态或疑有胃穿孔者，胸主动脉瘤、脑出血者等。

（2）口腔、咽喉、食管及胃部的急性炎症，特别是腐蚀性炎症。

（三）新近应用

1. 超声内镜引导下细针穿刺活检术

用于诊断胃肠黏膜下及其邻近器官的肿瘤，尤其使胰腺癌得以早期检出。

2. 超声内镜引导下细针注射技术

可以应用 CDFI 了解病变周围的血管和肿瘤血运情况，超声引导定位准确，可以减少血管损伤和药物外漏。

五、经阴道超声

（一）经阴道超声探头

有机械扫描和电子扫描探头两种。经阴道超声探头频率有 5 MHz、6.5 MHz、7.5 MHz，最大探测深度在 10 cm 以内。扫描角度有 60°、70°、90°、110°、120°、140°、240°。进行经阴道介入性超声使用的穿刺附属器一般安装在探头组合的边缘，以供组织活检或针吸细胞学检查时使用。

（二）适应证

阴道超声可用于子宫、附件各种病变的检测，可用于监测卵泡、卵泡穿刺取卵、早孕，以及诊断早期异位妊娠等。

（王　巍）

第三章

颈部超声诊断

第一节　单纯性甲状腺肿

单纯性甲状腺肿也称地方性甲状腺肿或胶样甲状腺肿，在我国山区农村多见。病变早期，甲状腺为单纯弥漫性肿大，到后期呈多结节性肿大。甲状腺功能一般无改变。

一、临床特征

碘缺乏使垂体前叶促甲状腺激素分泌增加，刺激甲状腺使工作过度紧张，因而发生代偿性增生肿大。在离海较远的山区的水和食物所含碘量不足，造成较多人患此病。特别在青春期、妊娠期、哺乳期和绝经期，身体代谢旺盛，甲状腺激素的需要量增加，碘供应不足，使促甲状腺激素分泌增多，促使甲状腺肿大。部分单纯性甲状腺肿大也可由于甲状腺激素生物合成和分泌过程中某一环节的障碍，使甲状腺物质中的过氯酸盐、硫氰酸盐、硝酸盐等妨碍甲状腺摄取无机碘化物，磺胺类药、硫脲类药及含有硫脲的蔬菜（萝卜、白菜）能阻止甲状腺激素生物合成，增强了垂体前叶促甲状腺激素的分泌，促使甲状腺肿大。有的单纯性甲状腺肿与隐性遗传有关，先天性缺陷过氧化酶或蛋白水解酶，造成甲状腺激素生物合成或分泌障碍。单纯性甲状腺肿主要病理改变是甲状腺滤泡高度扩张，充满大量胶体，滤泡壁细胞变为扁平，显示出甲状腺功能不足表现。单纯甲状腺肿一般是整个甲状腺无痛性弥漫性肿大，质软，表面光滑。

二、超声表现

（1）双侧甲状腺呈对称性不同程度弥漫性增大，表面光滑。

（2）轻度单纯性甲状腺肿内部回声均匀，病情较长或病变较重者，内部普遍回声不均匀，回声光点增强（图 3-1）。

（3）彩色多普勒表现为双侧甲状腺血流显像无明显改变。

（4）甲状腺上下动脉血流速度、频谱形态无异常。

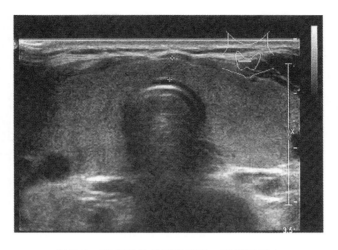

图 3-1　轻度单纯性甲状腺肿：弥漫性增大

三、鉴别诊断

1. 与桥本甲状腺炎鉴别

两者均为甲状腺弥漫性增大，桥本甲状腺炎回声不均匀，呈网状回声，多以峡部增厚明显。

2. 与毒性甲状腺肿鉴别

毒性甲状腺肿有明显临床表现，彩色多普勒显示内部血流丰富，呈"火海征"，血流速度增快，而单纯性甲状腺肿无这些表现。

（胡高杰）

第二节　急性化脓性甲状腺炎

急性化脓性甲状腺炎由细菌或真菌感染引起，儿童多见，随着抗生素的使用变得极为罕见。

一、临床特征

小孩患急性化脓性甲状腺炎多是梨状隐窝窦道所引起，90%位于左边。病变多呈局限性分布，初期大量多形细胞和淋巴细胞浸润，出现组织坏死和脓肿形成。临床表现为病变部位剧烈疼痛，畏寒、发热，吞咽困难和吞咽时颈痛加重。

二、超声表现

（1）脓肿多位于甲状腺内侧中上部，呈不规则低回声、混合回声或无回声肿块，后方回声增强，边缘不清晰，多模糊，壁增厚。

（2）梨状隐窝窦道和食管异物刺伤引起患者，在甲状腺上部内侧组织内出现脓肿并向下延伸，内部显示气体回声。

（3）脓肿液化后显示脓液挤压后流动。

（4）脓肿早期内部血流增多，中后期血流减少及消失，血流阻力可较高（图 3-2）。

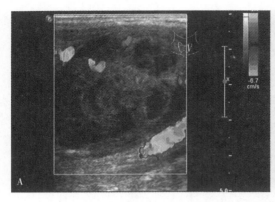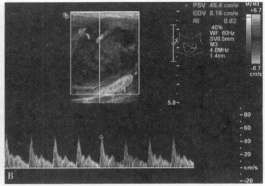

图 3-2　急性化脓性甲状腺炎

A. 脓肿中后期周边血流；B. 脓肿中后期，周边血流阻力较高

三、鉴别诊断

急性化脓性甲状腺炎主要是与亚急性甲状腺炎鉴别，亚急性甲状腺炎临床上不发热，炎症部位血流轻度增多，内部不出现液化，甲状腺周围组织不会出现低回声或无回声肿块，结合临床表现易作出区别。

（胡高杰）

第三节　甲状腺功能减退症

甲状腺功能减退症，简称甲减，是指组织的甲状腺激素作用不足或缺如的一种病理状态。女性发病多于男性，发病率随年龄增加而增高，在年龄大于 65 岁的人群中，显性甲状腺功能减退的患病率为 2%～5%。

一、临床特征

1. 呆小病（克汀病）

分为地方性和散发性两种。

（1）地方性呆小病：因母体缺碘，供应胎儿碘不足，以致甲状腺发育不全和激素合成不足。

（2）散在性呆小病：见于各地，病因不明，母体无缺碘，又无甲状腺肿等异常。

2. 幼年甲状腺功能减退症

病因与成人相同。

3. 成年甲状腺功能减退症

病因可分甲状腺激素缺乏和促甲状腺激素缺乏两种。

4. 从病理上划分，甲状腺功能减低又分为两类

（1）原发性：甲状腺萎缩，腺泡大部分被纤维组织所代替，腺泡上皮矮小，泡内胶质含量极少。

（2）继发性：长期缺碘、甲状腺手术切除后、放射线治疗后或药物治疗后（抑制甲状腺素分泌）以及下丘脑-垂体病变导致促甲状腺激素不足，使甲状腺生成甲状腺激素的功能减退。继发性甲状腺功能减退病理解剖上出现腺体缩小，滤泡萎缩，上皮细胞扁平，滤泡腔充满胶质。

甲状腺功能减退发生在胎儿和婴儿时，引起身材矮小和智力低下，多为不可逆性。成年型甲状腺功能减退多数起病隐匿，发展缓慢，可表现一系列低代谢的表现，有浑身软弱无力，易疲劳，爱睡觉，怕冷，工作提不起精神，注意力不集中，记忆力下降，智力减退，食欲欠佳，腹胀便秘，心率减慢，严重时出现心包积液、黏液性水肿等。

二、超声表现

（1）甲状腺的大小因不同的病因而有所不同，先天性甲状腺发育不良者甲状腺体积明显缩小；缺碘或药物所致者甲状腺呈代偿性弥漫性肿大；桥本甲状腺炎引起者，早期因淋巴细胞浸润，甲状腺肿大，后期滤泡破坏，纤维组织增生，体积缩小（图3-3）。甲状腺功能亢进经 [131]I 治疗后可导致甲状腺缩小，回声不均增强。

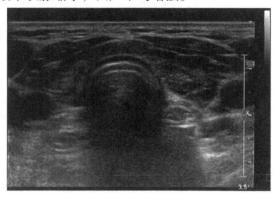

图3-3　甲状腺功能减退症
桥本甲状腺炎后期所致甲状腺体积缩小

（2）甲状腺位置异常，表现为甲状腺可位于舌、舌下或舌骨与甲状软骨之间的喉前等部位。

（3）甲状腺边缘欠清晰，不光滑。

（4）桥本甲状腺炎引起甲状腺功能减退，内部回声降低，网格状改变，可出现单发或多发小结节，多数结节边界清晰，形态规则。

（5）双侧甲状腺血流供应可增多、无变化或减少。甲状腺功能减退甲状腺内血流供应可较丰富，部分病例可呈"火海征"，易误为甲状腺功能亢进。这种血流增多认为是因 TSH 分泌增加，导致甲状腺内腺体和血管代偿性增生所致。甲状腺上、下动脉血流速度无明显增快，不会出现甲状腺边缘被彩色血流包绕。后期血流供应明显减少。

三、鉴别诊断

1. 与甲状腺功能亢进症鉴别

甲状腺功能亢进症时甲状腺明显增大，血供呈"火海征"，甲状腺上动脉血流速度明显增快。

2. 单纯性甲状腺肿鉴别

单纯性甲状腺肿增大明显，血流供应无变化，无临床症状。

（赵　迪）

第四章

乳腺超声诊断

第一节　乳腺超声检查方法

一、二维彩色多普勒常规检查

（一）了解病史及一般检查

1. 询问病史

乳腺超声扫查前，即使健康人也需询问与乳腺疾病相关的病史，如月经期或两次经期间，乳房有无短时间的不适、隐痛、胀痛；或自觉乳房内有无高低不平、块物。育龄妇女分娩后哺乳期是否有足够乳汁及断乳方式等。

2. 视诊及触诊

两侧乳房常规视诊、触诊对比检查。注意乳房外形有无形态失常，皮肤表面有无橘皮样、牵拉；乳头有无凹陷、扭曲。内部质地有无异常肿块，部位、大小、边界、软硬、移动性及压痛等。正常乳房的能动性为突出的特征，触诊时易从手指下滑脱，很难诊断小肿块。故应取仰卧位，以手掌平放在乳房上，把乳腺大部分压抵在坚硬的胸壁上，这样可准确发现小肿瘤或囊肿。

（二）超声仪器条件

1. 仪器调节

检查前将灵敏度调到最佳状态，获得乳房各层结构清晰的二维图像。

（1）组织谐波成像技术减少脂肪组织的噪声对图像的影响。

（2）发现病灶时调整焦点置于病灶水平；必要时可选用 2～3 个焦点使图像更加均匀柔和。

（3）像素优化技术对不规则图像重新计算排列，减低斑点噪声，可使组织血管的边界显像增强、清晰。

（4）梯形探头可扩大病变中、远场的范围，有利于病灶基底部浸润深度的观察。

（5）超声全景成像，较大病变梯形探头扫描不完整时选用，手执探头连续移动扫描的实时图像，经计算机处理后获得大面积、低噪声、高清晰度的宽景图像，能显示病灶完整形态与进行大小的测量。局部放大功能检查乳腺小病灶或直径 1 cm 以下的微小病灶，其内部的微细结构、钙化微粒、微细血管及边缘状态能清楚显示。

2. 探头频率

2D 彩色超声仪通常使用 5.0～17.0 MHz 高频探头。乳房硕大、乳腺肿块较大（直径 4 cm以上）或多发、弥漫性的病变，由于高频探头的有效长度多＜4 cm，不能显示病灶的完整形态与大小时，先用 3.5～4.0 MHz 线阵探头，扫描深度调至能看到乳腺深部胸大肌与肋骨的回声为宜，可观察病灶的全貌，提示病灶的位置、大小，尤其炎性病变血管充血水肿或乳腺深部较大的脓肿，3.5～4.0 MHz 有利于彩超显示病变丰富的血管构架，整体与局部分布的疏密；然后再用高频探头详查局部情况。

3. 血管彩超检查

需降低彩色速度标志，彩色增益灵敏度需适中，以不产生彩色噪声为宜。乳房、乳腺病灶血管彩色显示的多少与仪器的质量有关。高档彩超仪血流彩色较容易看到，且无彩色溢出；血管形态清楚，动脉、静脉并行；可能检测直径 0.01 mm 左右的微细血管，多普勒显示相应的频谱形态，并能测出微小动脉的低速血流与 RI。中档彩超仪血流彩色显示的多少与检查者的耐心程度与花费的时间相关，快速检查仅能看到血流的某些段面，难以检测 1 mm直径以下的血管或有彩色溢出。低档彩超仪显示血流彩色常有一定的难度，故看不到血流彩色不等于乳腺病变没有血管增生。

感兴趣区域即彩色取样框，依据病灶大小形态与检测目的确定。观察病灶整体及其与周围组织血流的全貌，取样框应大于病灶，检测导管内微小结节的血流需局部放大，取样框缩小至导管内微小结节的周围。观察与增粗导管并行的血管长度取样框可呈长方形。

血流速度测量需降低壁滤波 50 Hz 以下；速度标志每小档＜1 cm/s。多普勒取样容积（取样门）调至 0.5 mm，置于血管彩色血流中心，声束与血流方向的夹角（θ 角）一般＜60°。取样容积或 θ 角过大可影响血流速度的测量。

4. 血管能量图

多普勒信号能量的强度不受血流方向和入射角的影响，提高了血流检测的敏感性并能显示低速血流。一般动静脉同时显示无方向性，但近年有的仪器用不同的彩色显示动静脉血流方向。

（三）乳腺超声检查方法

1. 检查体位

一般取平卧位，两上肢肘关节呈 90°，自然放在头的两侧。必要时可根据乳房病变情况取侧卧位或坐位。

2. 常规检查方法

按乳腺解剖结构检查，探头长轴与乳管长轴平行或垂直，以乳头为中心从 1～12 时钟位，放射状顺/逆时针连续转动检查显示整个乳房内部结构、乳管系统与乳管间乳腺叶组织的回声。

（1）纵行、横行及冠状切面检查：探头横行扫查乳头外侧到内侧，从上（自胸骨角水平）向下（剑突水平）；探头纵行扫查自腋前线到胸骨旁线。较大乳房或大肿块（检查者用一手固定）从内、外侧或肿块最大长轴冠状切面检查。

（2）乳房血管：彩超检查各层组织内血管的长、短轴分布特征，以及病变血供来源、走向。

（3）两侧对比：无论单乳或双乳病变，以及乳房普查，均应左右两侧对比检查，以防遗漏病变。

3. 图像基本要求

显示乳房各解剖层次、乳腺叶组织、乳管系统与周围组织图像。乳腺病灶内、外的正常、异常结构的声像图表现。

（1）乳管长切面：乳管长轴自乳腺边角至乳头间图像。乳管与乳腺叶组织分布的密度。

（2）乳管横切面：乳管断面与腺叶的图像。

（3）乳头：三方向扫查前后径、左右径及冠状斜切面，显示乳头外形与大导管的关系。

（4）血流图：乳房、乳腺正常异常病灶血流彩色显示后，应以多普勒频谱速度测量确定。

（5）乳汁动力学哺乳期乳汁及动力学的图像特征。

4. 异常、病变回声标记与测量方法

（1）用时针定位：平卧位，1～12时钟位置标记异常回声、病变所在部位。

（2）按乳腺解剖层次：标记异常回声属于脂肪层及乳腺内、外。乳腺病灶位浅层、基底部、中间或乳腺外区、近乳头中心区。多发性、回声多型性病灶，应逐一标记具体位置，特别是临床触诊难以扪及的小病灶，尽可能明确。

（3）乳腺分区测量：乳腺的形态近似馒头或山峰形，各部位形态、结构及厚度不同，不同生理阶段妊娠期与哺乳期大小形态及乳管内径均发生明显改变。为取得相对准确的检测方法，于乳管长切面将乳腺分为外区与中心区，分别测量定点部位腺体厚度与内部导管内径。自乳腺与周围脂肪分界的边缘至乳头30 mm处的三角形内为外区，该点前后径代表乳腺外区厚度。30 mm至乳头之间范围为中心区，乳头下垂直距离为乳腺最大厚度。

注意事项：病变定位时体位与探头切面的方位相对固定，探头方位偏斜、随意转动体位、乳房位移，病灶也随之变化，可造成小病灶难以准确定位，或出现假阳性或假阴性。

（四）腋窝区检查

腋窝区皮下脂肪丰富，除各肌群和腋动脉、腋静脉外，由乳腺的边缘淋巴网传出的淋巴管至腋窝部淋巴结、上肢回流的深、浅淋巴管均汇入腋淋巴群。

1. 腋淋巴结分群

腋淋巴结分为肩胛下淋巴群、外侧淋巴群、胸肌淋巴群、中央淋巴群及尖淋巴群5群，后3群与乳腺有关。

（1）胸肌淋巴群：位于腋前皱襞深处，沿胸外静脉排列，相当于第3肋浅面。

（2）中央淋巴群：位于腋窝上部脂肪组织中。肋间臂神经从中通过，淋巴结病变神经受压臂内侧痛。

（3）尖淋巴群（锁骨下淋巴结）：后为腋静脉，前为胸锁筋膜，位置深，体表不易触及。

2. 超声检查

上臂外展，充分暴露腋窝区，探头沿腋动脉、腋静脉走行进行血管长轴和横切面扫查。仔细观察皮肤、皮下脂肪组织、各肌群肌膜、肌纤维纹理及血管壁的回声是否清楚；有无异常高回声或低回声的结节、团块，其形态、大小以及内部血流。腋窝区的皮肤与皮下脂肪组织层中注意有无副乳的异常回声。结合病史考虑淋巴结增大、炎性、转移性，抑或副乳、脂肪瘤。对某些乳腺肿瘤切除术后、上肢肿胀者，注意静脉回流有无受阻，有无异常扩张的管腔。

二、其他检查方法

20 世纪 90 年代末 ATL-HDI 5000 型超声仪，用 2.5 MHz 及 L12-5 MHz 高频探头，在二维彩色多普勒超声的基础上进行血管三维超声成像。3D 图像重建方法：2D 彩超预检确定取样部位，探头沿血管树解剖分布，做长轴、短轴切面 30°～50°间连续手动均匀扫描。成像后，电影回放在 5～15 帧图像中任选帧数，自动 3D 重建静态及实时动态图像。图像叠加重建过程，可直接观察识别血管增生与缺损区，或变换重建图像幅数、背景颜色。

（一）仪器及方法

1. 仪器

根据乳腺病灶的大小，选用频率 8～12 MHz 或 3.5～4.0 MHz 探头，先行 2D 彩超常规检查，确定病灶的部位。测量乳腺肿块的大小、数目、形态、边缘及内部回声，钙化灶的大小及腋窝淋巴结有无增大与血流情况。

2. 三维成像

2D 彩超检查后 GE Voluson 730-expert 2D 高频方形探头 SP5-12 MHz，三维容积 RSP6-12 MHz 或 3.5 MHz 探头三维成像。选最大扫描角度 29°，启动仪器程序，自动扫描重建灰阶、彩色血流、血管能量图及 B-Flow 三维成像。全部存储静态、动态图像。

（二）乳腺容积 3/4D 图像

屏幕显示 4 幅图像 A 纵切面、B 横切面、C 冠状切面三平面的图像及 D 重建的三维空间立体图像（图 4-1）。3/4D 动态图像常用的两种重建方式如下。

（1）移动 A 平面中绿色取样线的位置，其他 B、C 切面同步移动，3D 图像也随之变化，可获得病灶的不同部位的形态、内部结构及边缘的立体图像。

（2）电影回放 3D 立体图像，在 360°旋转中，按需调整旋转方向与角度；获得不同方位组织或病变的空间立体形态、边缘、基底浸润深度、周围组织及血管结构。

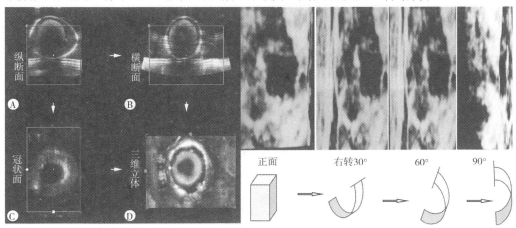

图 4-1　乳腺灰阶容积 3/4D 超声成像的图方位与动态旋转角度

左图：3D 图像示意。A. 纵切；B. 横切；C. 冠状切面三方位图像；D. 叠加重建的三维空间立体图像。右图：乳腺灰阶容积三维成像电影回放从正面向右转动，不同方位边缘形态基底浸润深度及周围组织

（三）彩色血流图、血管能量图 3/4 维成像

显示病灶内外血管增生程度的空间结构分布、粗细、局部扩大或狭窄、走行自然陡直或扭曲，提供一种直观的血流分布模式，对鉴别乳腺疾病性质有帮助。

（四）B-Flow（B-F）3/4 维成像

以往 2D 超声 B-Flow 血流成像仅用于较大动静脉，或某些内脏血管检查。2008 年后将其用于甲状腺、乳腺等浅表器官血管检查。B-Flow 三维成像时不受血流方向及取样角大小的限制，没有血流溢出，形成的伪像较彩色与能量图的显示更为真实。B-Flow 能显示微细血管的内径大小在 100 μm 左右。尤其 4D 动态显示血管的空间立体构架，可了解肿块内外主供血管的来源、走向、分布范围、密集程度，病灶浸润方位，可作为彩色与能量图血管检查的补充。

方法：黑白图像显示病灶区，仪器的亮度与对比度调节适当，以能见血管内自然血流图为宜。2D 超声 B-Flow 显示血管进行三维成像后，动态旋转，获得病灶内血管结构的立体、空间图像。由于仪器分辨率的限制，对血流丰富的病变可取得较好图像，不适用于小血管病变。

提高血管 3D 成像的效果，经常在乳腺超声造影后扫描，原因是超声造影剂增加多普勒信号。恶性肿瘤血管粗细不等，扩张扭曲，边缘进入病灶内，构成紊乱的血管团、血管网，与良性肿瘤血管粗细均一、树枝状分布，易形成明显对比。

（五）乳腺病灶 3/4 维成像血管结构分析

病灶内血管结构的表现：包括肿块内、外血管的位置、形态、数量、功能与周围组织的关系。

（1）供血主干血管支数，分布在边缘或进入实质内。

（2）血管分支多少、长度达病灶的 1/3、1/2、2/3。

（3）血管形态，粗细不一，顺直或扭曲。

（4）微小血管纹理清楚、密集、缠绕成团、点状稀疏散在及彩色多普勒血流动力学参数。

（5）依据乳腺血管上述表现确定增生程度：①血管明显增多，主干血管 2～3 支进入病灶，各有 2～3 个分支，长度达病灶的 1/2～2/3，微小血管多个；或形成较完整的血管包绕；②中度增多，主干血管 1 支以上，分支 2 个，长度 1/2、散在微小血管；③少许增生，周边或内部血管 1～2 支，长度 1/3 以下点状稀疏散在；④病灶周边血管，液性病灶内无血管，仅在周边或多或少有微小血管。

三、乳腺超声造影

超声造影曾被认为是医学发展的新里程碑，近 10 年来进展极快。造影剂微泡经周围血管注入体内，迅速显示组织的血管灌注情况，用以诊断脏器病变。经临床研究证实超声造影微血管成像直观、动态显示的特征与 DSA 一致。因其对人体无毒无害，广泛用于多种病变的检查，尤其是浅表组织乳腺、甲状腺或其他病变的研究。

（一）超声造影的组织学基础

血管是超声造影的组织学基础，不论良性、恶性肿瘤及炎性病变组织内的血管均有不同的变化。肿瘤生长依赖血管，实体瘤的发展分为无血管期和血管期。肿瘤早期间质内无血

管，瘤组织难以超过 2 ~ 3 mm³，吸收营养排泄代谢废物靠周围正常组织的扩散作用。实体瘤组织内一旦亚群细胞转化为促血管生成的表型，就开始形成新生血管进入血管期，为瘤组织提供营养物质和氧气，新生血管通过灌注效应和旁分泌方式促进生长。超声造影剂微泡平均直径为 2.5 μm，不进入组织间隙，停留在血池中，能反映微血管密度的高低。其黏度与血液相似，不含蛋白基质成分，不影响血流速度。造影剂二次谐波信号比人体自然组织谐波信号强 1000 ~ 4000 倍，造影中微泡作为强散射体提高血流信号强度，使缺血供、低流速的血管，部位深在、体积较小病灶内的血流信号易见。微泡外膜薄软稳定性好，在低机械指数声波作用下"膨胀—压缩—再膨胀—再压缩"非线性振动而不破裂，在血池中存留时间长，适于造影中实时观察。

（二）超声造影方法

1. 超声造影剂

当前使用的主要为意大利 Bracco 公司第 2 代超声造影剂 SonoVue（声诺维），国内广州、重庆等院校使用自制的全氟显等。

2. 超声造影仪器

应有能显示微泡在造影组织中实时充盈的动态过程，以及分析结果的特殊软件。多用 8 ~ 12 MHz 或 13 ~ 17 MHz 高频探头。乳腺肿块直径 4 cm 以上或巨大，高频探头不能扫查整个病灶，可用 4.0 MHz 线阵探头。

3. 造影方法

造影前调整仪器至造影模式，仪器设定在低机械指数状态。

iU22 L9-3 宽频线阵，脉冲反相谐波，MI 0.07。彩超检查后肘静脉注入造影剂全氟显 0.02 mL/kg，3 分钟连续动态存储图像。

Acuson Sequoia 512 超声仪、CPS 造影模式和 ACQ 分析软件。图像调制 CPS 状态，探头输出功率为 15 ~ 21 dB，MI 为 0.18 ~ 0.35，启动自动优化键。造影时患者平静呼吸。造影剂 SonoVue 微泡为磷脂微囊的六氟化硫（SF_6）常规配制造影剂 5 mL。造影剂 2.4 mL，肘静脉团注，推注生理盐水快速冲洗。一般造影剂分 2 次进行，首次注入后连续观察 4 ~ 5 分钟，同步记录动态图像；如效果不满意，第 2 次更换病灶不同部位，或对其他病灶及增大腋窝淋巴结造影。

（三）图像分析方法

1. 直接观察

造影剂注入后肉眼观察微泡在组织内外实时灌注的全过程，进行初步判断。①微泡充盈的出现、增强时间，速度、部位，开始消退的时间。②微小血管灌注过程、分布形态范围，变化势态；病灶内残留微泡的表现。③与病灶周围或正常组织充盈、消退的表现比较。④血管多普勒频谱显示可听到微泡破裂的爆破声。⑤造影后病灶彩超、能量图及 B-Flow 3D 成像血管增强程度。

2. 时间—强度曲线分析

各仪器的分析软件采用的方法虽略有不同，但主要分析参数近似。造影录像回放，用不同颜色在 2D 图像病灶边缘、中心区及周围组织取样，形成时间—强度曲线，测量各参数进行定量分析。

包括：①到达时间—AT，注入造影剂至病灶出现造影剂的时间；②达峰时间—TTP，造影剂注入至峰值所需时间；③峰值强度—PI，造影达到峰值的强度；④上升斜率—A、本底—BI、拟合曲线斜率—β及拟合度—GOF。或用峰值强度达峰时间、曲线下面积、廓清时间，计算血流灌注参数及平均灌注参数，量化分析。为验证肿瘤内新生血管超声造影可靠性与光电镜观察及超微结构改变对照。

3. 乳腺超声造影灰阶图像彩色编码分析

Sono-Liver^{R}CAP造影分析软件能将组织结构造影微泡的灰阶图像变化，转换为彩色强度的显示。即病灶内造影剂灌注的强度与周围组织强度比较，其差异用不同的彩色显示出来。灰阶强度定义为从0~1000 dB，彩色编码显示为从黑色—深蓝—浅蓝—黄色—红色—紫红过渡。肿块内深红色区域为高增强，蓝黑色为低增强。另外，逐点分析病灶内各点参数（上升时间、达峰时间、峰值强度、平均渡越时间等）组成参数分布图，显示病灶内血管造影剂灌注状态。CAP软件用于乳腺肿块的良、恶性分析。

方法为常规彩超显示血流最丰富的切面后，转换为CPS条件状态，超声造影按常规进行，将获得的造影图像直接动态传入CAP工作站。

（1）CAP软件分析方法。

1）将造影图像常规选择3个感兴趣区域（ROI）：①边界ROI描画整个被分析的区域的轮廓呈蓝色边框；②病灶ROI，呈绿色边框；③参考对照ROI，即蓝色边框区减去绿色边框区的范围。

2）CAP软件自动显示时间强度曲线图和参考对照时间强度曲线图（黄色表示）的大小不同，分为高增强组和低增强组。当绿色曲线大于黄色曲线为高增强，绿色曲线小于或等于黄色为低增强。

3）肿块内高增强区再次勾画呈紫红色区域，自动算出高增强区域面积，用于计算高增强区与肿块总面积比值，取3次平均值进行比较。

（2）最后综合分析：2D、彩超、3D成像及超声造影结果综合分析，提示诊断。造影剂充盈状态与二维彩色血流多少密切相关，借助超声造影微泡在乳腺血管的充盈速度、时间与强度，显示正常与病变组织血流动力学的特征。不同部位、不同回声性质及不同血流状态下取样所获得的时间—强度曲线参数有差异。从中找出正常组织中的造影微泡流动的规律，病变组织造影表现与其病理结构有关，目前主要用于乳腺良、恶性肿瘤的鉴别诊断。

四、乳腺超声弹性成像

以往乳腺肿块多以触诊的软硬度估测病灶的良、恶性。然而较小的早期肿块，位置深在、张力极大的囊性、囊实混合病灶以及皮下脂肪较厚的乳房，触诊检查则难以发现病灶。2D、彩超、3D成像等现代诊断方法，对乳腺病变的诊断发挥了重要作用，但在良、恶性的鉴别中仍需进一步提高。

（一）弹性成像技术

1991年，有学者提出弹性超声概念，它是用于测量组织和病灶弹性硬度的新方法。利用超声探头向组织发射超声波信号激励组织，因应力产生的局部力学变化，提取压缩前后与组织弹性有关的超声回波信号间的时延参数，推算出组织的弹性系数，并用灰阶或伪彩图像反映出来，称为超声弹性成像。弹性系数的大小可反映组织的硬度。乳房中各组织成分弹性系数不同，脂肪组织最小，含纤维的腺体稍大于脂肪，而实质性增生肿瘤更大于脂肪。在2D 和彩色多普勒的基础上超声弹性成像揭示乳腺肿块的弹性特征及参数。超声弹性移位由半静态的压缩或者组织的动态震动产生，继而发展了许多方法。3D 弹性图像为正确重建的静态经验资料声学和弹性移位资料的积分重建，在试验阶段已经得到成功。

（二）超声弹性成像仪器与方法

1. 仪器

目前有日立公司的 EUB-8500 型超声仪，与 Acuson Antares VFX13-5 高频探头超声仪。以彩色编码从红至蓝的变化，表示病变组织从"硬对应红色"到"软对应蓝色"的变化。感兴趣区域中的平均硬度以绿色表示。

2. 方法

2D 和彩色多普勒超声检查乳腺病变后，切换为实时组织弹性成像，进行评分诊断。平静呼吸，显示最大切面并固定，双幅实时观察 2D 及弹性图像，判断病灶与周围组织应变程度的相对值。分别测量病灶直径 L0 和 L1，面积 A0、A1。

（1）计算直径变化率〔（L0-L1）/L0〕、面积比 A0/A1。

（2）弹性图像定量参数：硬度分级，以图像中彩色编码代表组织弹性应变的大小为依据。绿色——组织编码的平均硬度，红色、黄色——组织硬度大于平均硬度，紫色、蓝色——组织硬度小于平均硬度。

（三）弹性硬度半定量分级

紫色（1 级），蓝色（2 级），绿色（3 级），黄色（4 级），红色（5 级）。

1. 硬度

恶性肿瘤 4 级及以上 86.2%，3 级及以下 13.8%；良性肿瘤 3 级及以下 37.8%，4 级及以上 62.2%；4~5 级恶性高于良性。

2. 直径、面积

良性 2D 与弹性无统计学差异；恶性 2D 与弹性有统计学差异。

（孙玉伟）

第二节　乳腺炎

乳腺炎症性病变为常见病，占同期乳腺疾病的 1/4 左右，分为特殊性和非特殊性炎症两大部分。非特殊性炎症多由化脓性球菌引起的乳头炎、急慢性乳腺炎，乳腺脓肿等较为常见，局部有红、肿、热、痛及功能障碍。特殊性炎症由结核、真菌、寄生虫及理化因素所致，较少见。

一、乳头炎

（一）临床特征

乳头炎多见于哺乳期，初次哺乳妇女，也见于糖尿病患者。婴儿吮吸的机械刺激或局部病变裂损致细菌侵入乳头，多为单侧，双侧少见。重者可出现血性分泌物，影响哺乳。多为急性炎症，组织内有水肿，中性粒细胞浸润。治疗及时明显好转，否则迅速向乳腺蔓延形成乳腺炎。

（二）超声表现

（1）乳头增大、饱满，周围有声晕内部不均匀相对低回声，探头下有压痛。肿胀的乳头周围的乳管受压排乳受阻，乳腺中心区导管增粗，乳管扩张，乳汁黏稠回声增强，或形成高回声团块。

（2）乳头及周围血管明显增多，粗细不等，彩色血流丰富，动脉流速快14/7.1（cm·s），RI 低，为 0.51。治疗后病灶仍存在，增粗充血明显减退，流速减低 7/2（cm·s），RI 0.67。

（3）乳头炎蔓延形成乳腺炎，声像图显示乳头病变向下扩展成三角形低回声区，无明确边界。导管不规则扩张，内径 0.27～10.8 mm，并可延伸至周围皮下脂肪层。伴有粗细不等血管，血流丰富，动脉流速增快，为 18.9/9.2（cm·s），RI 0.52。左腋下淋巴结增大，内部血管微细，血流丰富。

二、急、慢性乳腺炎

1. 临床特征

急性乳腺炎由胀痛开始，乳腺明显肿大，乳头外下压痛性肿块，皮肤发红、发热；有波动性疼痛，哺乳时加重。可有高热、寒战，脉快，同侧淋巴结增大、质软。压痛性肿块短时间软化为脓肿形成。处理不当表面破溃，有脓汁流出。

2. 二维彩超图像

（1）急性乳腺炎。

1）乳腺肿大：哺乳期乳腺炎早期病变（图4-2）为局部外区或中心区腺体增厚肿大，多迅速进展呈弥漫性病变显著增大。

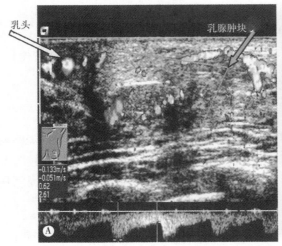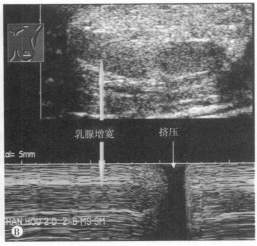

图4-2　产后乳头乳腺炎早期

A. 乳头低回声血管粗细不等，其下腺体肿块范围3.2 cm×2.0 cm，不均匀相对强回声周边有声晕及血管并进入块内，动脉流速13.3/5（cm·s），RI 0.62；B. 乳管排出受阻增宽（↓），乳汁密集点状挤压时有移动

2）肿块：病变区形成肿块，大小不一，开始边缘不清，病灶呈类圆形，周边有声晕。弥漫性大片炎性病灶可达 10 cm×5 cm。

3）病灶回声：腺叶回声异常，乳腺结构与导管纹理紊乱。急性炎症早期出现不均匀低回声块，边界不清，后方回声稍增强，探头加压有明显压痛；或斑片状、团块状中强回声。脓肿形成其低回声中出现小透声区，逐渐变成液性无回声，周边区模糊，散在的点状"岛状"强回声。

4）病灶多沿乳管扩散：扩张的乳腺导管内有絮状团块。病灶周围腺体或邻近脂肪组织因受炎症的弥散，充血、水肿、渗透，其回声呈模糊雾样，严重者渗液形成缝隙状无回声。

5）彩超多普勒检查：炎症早期彩色血流不丰富，RI 较高，在 0.7 左右，病情进展或脓肿前期病灶周围彩色血流丰富，与乳管并行。粗细不等的血管进入病灶呈红色、黄色、蓝色血流明显增多，动脉流速高于正常（38.8~19）／（12~7.8）cm/s，阻力指数降低 RI 0.57~0.68。

男性急性乳腺炎病变发展过程的超声表现与女性乳腺炎相同（图 4-3）。

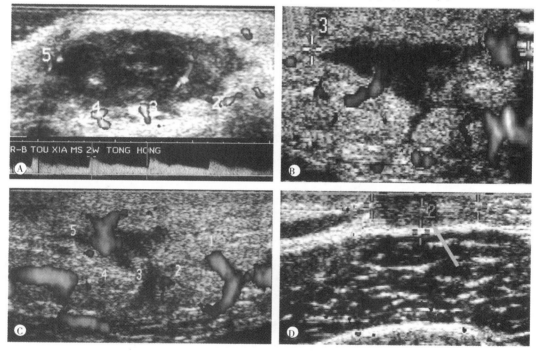

图 4-3 男性急性乳腺炎脓肿形成

A. 梭形低回声块 3 cm×1.24 cm×2.45 cm 内条索状增强，周边 5 支导管均伴微细血管（内径 0.58~0.9 mm）与腺内血管相通（内径 0.4~1.2 mm），动脉流速高，为每秒 51/20 cm，RI 0.6；B. 中心液化；C. 周围软组织水肿、充血；D. 左乳头大小回声正常

急性乳腺炎在积极有效治疗后病灶范围缩小，血管变细，血流明显减少，流速下降每秒 7/2 cm，RI 回升 0.67。

6）淋巴结：病侧腋窝淋巴结增大，炎症越重增大的淋巴结数目越多，内部血管微细，血流丰富。

（2）慢性乳腺炎与乳腺脓肿：患者以往多有数年前乳腺肿块、炎症或乳腺脓肿的病史，由于治疗不彻底病灶被包裹，残留炎性组织潜伏在乳腺内。一旦机体抵抗力下降，乳腺内触及肿块，局部疼痛、发热，炎症或脓肿再发。病灶结缔组织增生形成肿块，出现不均匀的增强回声斑片或条索及低回声，有残存的液性暗区。急性发作的重症皮肤表面破溃流出脓液。脓肿壁可为周围组织包裹，或伴有肉芽增生，血管粗细不等，血流丰富。

1）超声显示乳腺内肿块大小不定，大者 6～7 cm，一般 3.3 cm×2 cm，压痛。位置多在原有病灶处，或向更大范围扩展。

2）肿块不均匀低回声区，腔内有杂乱中、高或絮状回声，其间有单个或数个大小不等的液性无回声区，后方略增强。慢性炎症早期肉芽组织形成以后变为纤维组织增生，多呈中高回声，注意与肿瘤鉴别。

3）周边无包膜，边缘不整，多层高、低相间的回声，形成厚薄不一的"壁"。

4）肿块边缘血管丰富形成血管包绕，并进入内部粗细不一，动脉低速低阻，7.1/4（cm·s），*RI* 0.433（图4-4）。

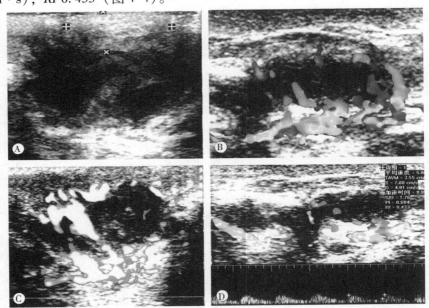

图4-4 乳腺慢性脓肿

A. 左乳头下 3.3 cm×1.65 cm 不均匀低回声区，腔内杂乱的回声中有数个液性无回声区，后方略增强；B. 周边无包膜，边缘不整，多层高低相间向腔内突出；C. 壁内血管丰富粗细不一；D. 动脉低速低阻，7.1/4（cm·s），RI 0.433

（3）乳汁淤积性乳腺炎。

1）乳管多形性扩张。淤积在各级乳管的乳汁内压升高、管径增粗，呈单个或多个液性无回声区管腔，内径 1～2 cm，大者呈囊状、不规则扭曲，内径 3～5 cm。

2）边界清楚整齐，形态多样，圆形或椭圆形，2 个或多个扩张的乳管融合，囊内可残存隔膜呈花瓣样（图4-5）回声，后壁及后方回声增强。

3）囊腔内积存的乳汁呈点状、颗粒、云絮状或斑片状高回声，加压时可移动。

4）管径内压过高，机械压迫周围组织，并损伤管壁，乳汁及分解物渗到间质中，则液性无回声区边界模糊，周围组织呈炎性的不均匀低回声。

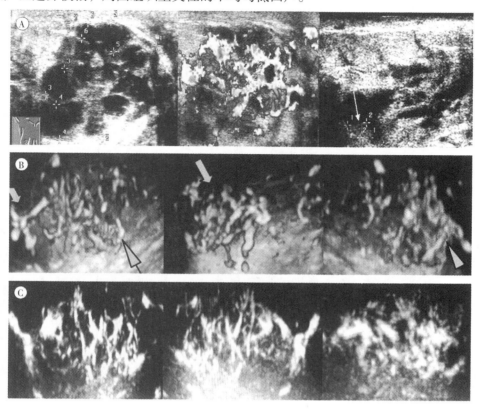

图4-5　急性乳汁淤积性乳腺炎的能量图与 BF 血管 3D 结构明显增多

A. 2D 彩色：右乳 3 时钟位肿块 3.4 cm×2.4 cm×2 cm 分隔低回声花瓣样为扩张乳管横断面，瓣间隔膜与周围组织相通，血流极丰富，供血量 32.1 mL/m，进入间隔成网状，皮下组织水肿；B. 血管能量图 3D 成像左右转动显示血管结构 3 支主干（3 个箭头）向中心密集纹理清楚；C. B-F 3D 成像血管中高回声空间分布走向

5）乳汁淤积导管扩张的局部无血流，其周边血管中等增生，彩色血流增多。

（4）乳腺炎血管能量图及 Blood-Flow（BF）的 3D 成像：哺乳期急性乳头炎、乳腺炎共同特点是因发炎组织充血水肿，正常微细管腔构架充分扩大，构成 3D 彩超、血管能量图及 B-F 成像的组织学基础。急性炎症时微循环血管细动脉、毛细血管和细静脉扩张，炎性充血，流入组织的血流量增加，流速加快。炎症的组织渗出液进入组织间隙，水肿使其回流困难而瘀血，乳头可有少许溢液，红肿，轻痛。

1）2D 彩色图像：在炎性病灶的低回声中显示多支扩张乳管横断面呈花瓣样低回声，瓣间血管似分隔成网状，彩超见血流充盈并与周围组织相通，血流极丰富，供血量大。血管结构明显增生达 80%，病灶主干动脉增粗，血流量可高达 64 mL/s。皮下组织水肿呈缝隙样无回声。

2）3/4D 灰阶容积成像：乳腺急性炎症区非实质性团块呈不均匀的低回声，边缘不整。周边有多支扩大乳管时，也成放射状低回声"汇聚征"，应注意与乳腺癌浸润的"汇聚征"鉴别。

3）病灶血管 3/4D 成像：血管彩超、能量图及 BF 的 3/4D 成像以不同的模式直接显示病灶内部血管。通过正、侧位，不同角度左右转动，将各切面显示的血管片段连续起来，即形成相对完整的血管结构的空间立体形状。可见外侧、内侧与基底部的 3 支主干血管向中心密集，纹理清楚增多（图 4-6），中度至明显主干血管 2~3 支进入病灶，各有 2~3 个分支，长度达病灶的 1/2~2/3，微小血管多个；或形成较完整的血管包绕分布在边缘，进入实质内；主干血管扩张，导管周围血流极其丰富，分支密集成绒线团样。

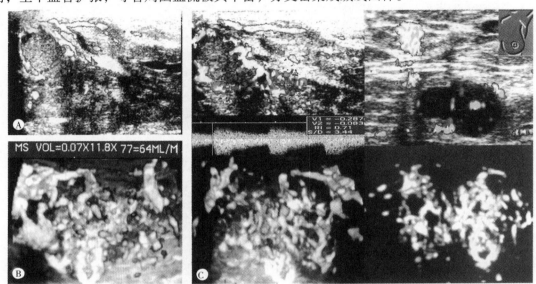

图 4-6 乳腺多年积乳诱发急性炎症的 2D 及血管能量图 3/4D 成像

A. 左乳外上 10 cm×5 cm 大片不均匀低回声，近乳头导管 12 mm 内有 14 mm×9 mm 絮状团块远端导管不规则增粗有增强斑片，导管周围动脉血流极丰富，供血量达 64 mL/m；B. 3/4D 能量图血管显著增多，正、侧位转动 3 主干血管从内、外、基底向中心分支，密集成绒线团；C. 腋窝淋巴结增大，血流多

4）B-F 3/4D 灰阶图像：乳腺组织及病灶区有血液流动的血管结构，主干呈高回声，血管末梢呈长短不一、微细的短干状亮线或亮点，而不显示组织结构的回声。Blood-Flow 三维成像时不受血流方向及取样角大小的限制，没有血流彩色溢出及假性血管粗细不一的伪像，较彩色与能量图的显示更为真实。能显示内径在 100 μm 大小的微细血管。尤其 4D 动态显示血管的空间立体构架，可了解肿块内外主供血管的来源、走向、分布范围、密集点，病灶浸润方位。

5）腋窝淋巴结增大的彩色血管能量图及 B-F 的 3D 图像：血管结构显著增多，血流丰富。慢性炎症急性发作病灶部位 3D 成像血管增多，流速快，其特点随病情好转而血管减少。

6）乳腺炎超声造影：乳腺炎症时由于病灶部位动脉血管充血、水肿，内径增粗，流速加快。超声造影时微泡多快进，迅速达到峰值，弥漫灌注分布广，缓慢下降，而坏死液化区无造影剂充盈。时间—强度曲线可清楚显示具体参数。

（孙玉伟）

第三节 乳腺良性肿瘤

一、乳头的乳头状瘤、乳头状腺瘤

乳头和乳腺大中小导管的上皮细胞，在某些内分泌因素的影响下，发生上皮源性肿瘤，为乳腺的良性肿瘤。乳腺导管上皮增生突入导管内，呈乳头状生长，称乳头状瘤。发病部位多在乳腺的中央或乳头区，大导管内上皮呈腺瘤样增生形成乳头状腺瘤。多为无痛性肿块，病程缓慢。

1. 病理

（1）乳头的乳头状瘤：为乳头表皮增生呈乳头状，多个乳头聚积在一起似菜花状。有时与乳腺鳞状细胞癌相似。

1）大体检查：肿瘤生于乳头，外观疣状、菜花状，脆弱，切面灰白，散在出血。

2）镜下所见：由鳞状细胞增生成乳头状，外被鳞状上皮细胞。因其为良性，不转移，术后不复发。

（2）乳头状腺瘤：乳头区大导管内上皮呈腺瘤样增生而成的良性肿瘤，兼有不同程度的乳头状瘤灶，较少见。肿瘤位于乳头乳晕下，0.5~1.0 cm 大小，质硬略有弹性或砂粒感，无包膜，边界清楚，少数肿瘤有小囊或导管扩张。有时纤维化形成硬化性腺病样。导管上皮实质性增生，充满管腔。

2. 临床表现

多见于中年（30~50岁）女性，乳头表面凸凹不平，疣状、菜花状棕色肿块；或表面糜烂、溃疡、结痂，乳头有血性或浆液溢出。触诊乳头处有硬性结节。病程缓慢。

3. 超声表现

乳头、乳晕下实质性小乳头状或结节样中高回声，内部不均匀，边界清楚，邻近大导管可伴有扩张。

二、乳腺导管内乳头状瘤

乳腺导管内乳头状瘤是因为受内分泌的影响，导管上皮增生突入导管内呈乳头状生长，为良性肿瘤。在乳腺良性肿瘤中占第 3~4 位。

（一）乳腺大导管内乳头状瘤

乳腺大导管内乳头状瘤多发生在乳晕下大导管，即从乳头乳管开口部至壶腹以下约 1.5 cm，单发或见于几支导管内。乳头状瘤位置一般不超出乳晕的范围。

1. 病理

（1）大体检查：大导管内乳头状瘤位于乳头与乳晕之间，使导管囊状扩张，浅黄色液体潴留，囊壁见 0.5~1.0 cm 棕黄、质软而脆的乳头状物突入腔内。乳头可能有蒂，蒂的粗细不等，与囊壁相连。短粗的乳头纤维成分较多，质地坚实不易断，细长顶端颗粒状乳头质地脆弱，树枝状尖细的乳头易折断出血，有恶变倾向。乳头状瘤在导管内生长，分泌物潴留引起导管囊状扩张；或形成条索、硬结及肿块。液体自乳头溢出后肿块可缩小或消失。如此反复数年。

（2）镜下所见：似腺样结构，导管上皮细胞高度增生，乳头相互融合成实性细胞团，间质少。乳头粗短，间质纤维多，久之可发生玻璃样变。

2. 临床表现

多见于 40～45 岁的经产妇，发病与绝经期雌激素分泌紊乱有关。

（1）早期症状不明显，生育过的中年女性乳头自发性溢液、溢血，可有 10～15 天间歇。压迫乳腺某点，或积压肿块有血性或浆液性分泌物自乳头溢出。

（2）乳内肿块，乳头、乳晕边缘触及条索、硬结或肿块边界清楚。大小自数毫米到 1 cm 左右，最大者 2.5 cm。

（3）乳腺钼钯 X 线检查及乳腺导管造影，摄片可见乳头状瘤的形态。

3. 超声表现

（1）乳头或乳晕下乳腺中心区，大导管至壶腹部，囊状扩张呈液性无回声。

（2）扩张的大导管内见中等或稍强回声的乳头、结节、实质性团块（图 4-7），回声不均匀，强弱不等，结构紊乱，有微钙化。

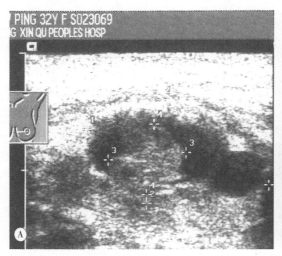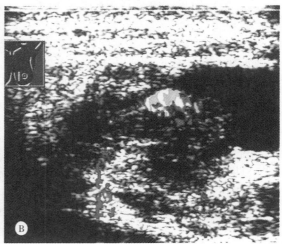

图 4-7　导管内乳头状瘤

患者顾某，32 岁，女。A. 左乳扩张乳管长 1.9 cm，内径 0.9 cm，见一实质性不均匀肿块 0.8 cm×0.61 cm；B. 彩超显示块内有血流

（3）乳头瘤大小不等，0.5～1.0 cm 或 >1.0 cm 的病变，实质性，边缘清楚；2～3 mm 或 <2 mm 的病变，仅见强回声光点。

（4）乳头瘤基底部有时可见较细的蒂与囊壁相连。

（5）彩超可见有点状、条索状彩色血流进入实质性团块内，有时血流较丰富。

（6）3D 成像，导管内乳头状瘤于扩张的乳管内液性回声中，见不均匀中强回声的结节混合成实性团块。容积 3D 成像扩张的大导管内中等回声团块不均匀，与液性区边界清楚，块内可见微小钙化点。血管能量图 3D 成像扩张导管的长轴、短轴、冠状切面及 3D 成像均见丰富血流（图 4-8）。

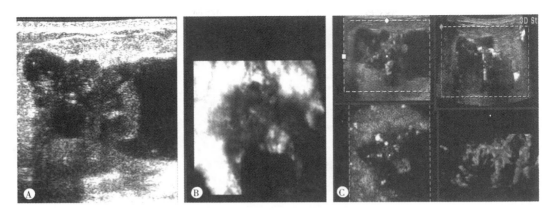

图 4-8 导管内乳头状瘤 2D、3D 成像

A. 2D 扩张的大导管内，液性回声中见不均匀中强回声的结节混合成实质性团块；B. 容积 3D 团块内有微小钙化点，与液性区边界清楚；C. 血管能量图 3D 成像：扩张导管长轴、短轴、冠状切面及 3D 成像均见丰富血流

（二）乳腺中、小导管内乳头状瘤

发生在乳腺中、小导管内的乳头状瘤较多见，为大导管内乳头状瘤的 2 倍。

1. 病理

乳腺中、小导管内乳头状瘤位于扩张的中、小导管内，呈半透明的小颗粒，大小不等，附着管壁，多少不定。形成肿块时易误诊为癌。乳头状瘤为导管上皮和间质增生形成，乳头中心有纤维血管束，瘤内反复出血纤维化，结构紊乱，纤维化成分多为纤维化型乳头状瘤。

2. 临床表现

中、小导管乳头状瘤瘤体较小，症状及体征均不明显，临床不易发现，乳腺超声普查或乳腺其他疾病手术时才得以发现。

3. 超声表现

（1）一侧或两侧乳腺的外区中小导管扩张。

（2）扩张导管内有中等回声的小颗粒，大小不等的微小结节，附着管壁，单个或多个，边界尚清楚。数个小结节堆积一起呈高低不整的表面；通常声像图难以确定其病理性质，常高度疑为恶性病变。

（3）乳腺内可有小叶增生的各种表现。

（4）容积 3D 成像为大小不等的微小结节附着管壁，堆积在一起，形状清楚（图 4-9）。

4. 超声诊断乳腺导管内乳头状瘤的价值

（1）无症状乳腺导管内乳头状瘤，常在超声检查中发现导管内异常微小结节、肿块。

（2）中年女性乳头自发性溢液、溢血或触及肿块者，超声检查大导管内乳头状瘤在扩张的大导管内，体积较大（0.5~1.0 cm），呈乳头状，有蒂，超声能提示诊断。

（3）中、小导管及乳头处乳头状瘤，病灶微小。声像图可提示乳管及内部病变部位、大小，邻近组织导管扩张程度，难以确定病理性质。

（4）乳头溢液，病灶为无导管扩张的实性结节及条片状，不规则，与乳腺癌难以区别。

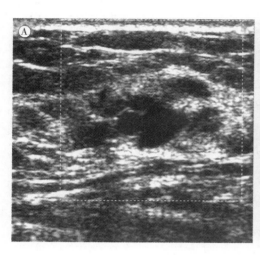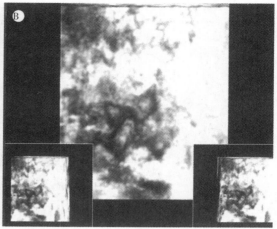

图 4-9   乳腺中、小导管内乳头状瘤

A. 扩张导管内有中、低回声，大小不等的微小结节附着管壁，其间有液性无回声；B. 3D 容积成像见导管内多个小结节堆积在一起，形状清楚

三、乳腺腺瘤、乳腺纤维腺瘤、乳腺腺纤维瘤

乳腺腺瘤、乳腺纤维腺瘤、乳腺腺纤维瘤是乳腺良性上皮混合瘤，为最常见的良性肿瘤。发病率高，我国发病率占良性肿瘤的第 1 ～ 2 位。Cheatle 对病变乳腺做连续切片，发现未触及肿块的乳腺中 25% 有微小的腺纤维瘤。有些微小的乳腺纤维腺瘤临床触诊很难发现，超声检查虽能发现，但三者的声像图表现相似，难以分辨病理特征。

1. 病因

病因尚不清楚，与过度的雌激素刺激，或乳腺局部对雌激素敏感性强有关。好发于卵巢功能旺盛、调节紊乱的女性，部分人伴月经不调或原发性不孕。

2. 病理

瘤内以腺管增生为主，纤维组织较少称纤维腺瘤；纤维组织在瘤内为，主腺管较少，称腺纤维瘤，常伴小叶增生，极少数恶变为纤维肉瘤、小叶癌等。

（1）大体检查：肿瘤质硬韧，球形或椭圆形，或分叶状，有完整纤维性包膜，边界清楚，活动性好。肿瘤一般 3 cm，小者数毫米，大者达 20 cm。切面灰白色，含上皮较多，半透明状，黏液感；腺管内或分叶型含黏液或水肿明显切面有光泽。腺管周围陈旧性病变纤维成分多呈编织状或玻璃样变性钙化或骨化。

（2）镜下所见：组织学按黏液-纤维组织及腺管增生成分比例分纤维腺瘤、腺瘤与腺纤维瘤。纤维腺瘤按各种组织增生部位排列分为管内型、管周型及混合型。

3. 临床表现

发病多见于 18 ～ 40 岁的女性，60% 为 30 岁以下。多在无意中或超声普查时发现，圆形或椭圆形肿块，表面光滑，活动性好，单发或多发，或为双侧。多为无痛性，少数阵发性或月经期有隐痛、胀痛，可能与局部乳腺组织对雌激素敏感有关。

4. 超声表现

（1）多见于乳腺上部，孤立性或多发或双侧：圆形或椭圆形肿瘤，表面光滑，包膜完整，纤维性回声增强，少数呈分叶状，边界清楚，活动性好，瘤体可推动。一般为 1～4 cm 大小，大者达 10～20 cm。

（2）肿块内部含黏液或水肿呈实质性均匀低回声，少数不均匀，后方回声增强。

（3）陈旧性肿块纤维组织增生较多，呈实质性不均匀中低回声，周围组织回声较强。

（4）少数实质性不均匀低回声，内部有颗粒状高回声或显著增强的钙化，伴声影。囊性增生肿瘤的小囊呈液性无回声。

（5）乳腺纤维瘤 3D 成像血管中度增生。一般纤维腺瘤周边或内部可见彩色血流，腺管增生为主，彩色血流丰富。单有颗粒状高回声或钙化的纤维腺瘤彩色血流极少，多普勒显示血流速度较低，RI 多 <0.7。

（6）3D 容积成像。①纤维腺瘤 3D 成像具有良性肿瘤的一般表现，充分显示肿瘤的外形，为圆形或分叶状肿块。②病灶不均匀中、低回声块内增强斑片，后方略增强或多结节组成。③边缘多数完整，边界清楚，波浪形、近圆形的低回声晕圈，包膜深入块内形成间隔与多叶。④不典型汇聚征，低回声肿块边缘多个等号样回声呈模糊的放射状汇聚征，来自周边增生血管（图 4-10），或病灶周边多个宽窄不同放射状扩张导管形成汇聚征。灰阶 3D 容积图像向左右侧转动，可见血管自边缘进入肿瘤。进一步手术证实汇聚征非乳腺癌特有的表现，乳腺纤维瘤也可以出现。

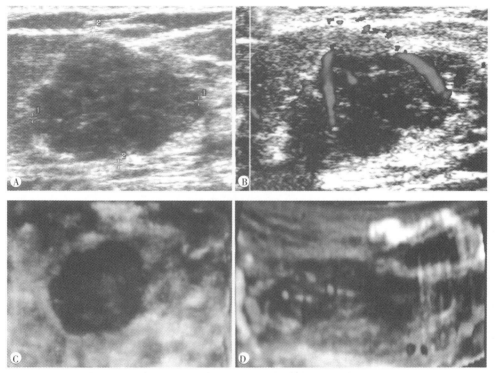

图 4-10　乳腺纤维瘤 3D 成像——血管中度增生

右乳 9 时钟位分叶状肿块 1.74 cm×1.36 cm×1.25 cm，后方略增强，包膜完整入块内形成间隔与多叶；B. 血管沿间隔走行，肿块周边血流包绕，血管少许增生；C. 胸骨左旁实质低回声 2.2 cm×2 cm×1.2 cm，容积成像低回声块内增强斑片，边缘尚光整；D. 能量图 3D 成像肿块外周 2 支粗大血管环状包绕，分支进入病灶

（7）血管能量图及 BF 的 3D 成像，显示病灶内外血管结构的立体空间形态、多少、分布，对鉴别诊断有一定帮助。

5. 鉴别诊断

（1）乳腺导管扩张症：慢性期乳腺中心或外区结构紊乱，大小不等的结节及团块，其远端导管回流受阻扩张，腔内有絮状物积存，注意与少数伴有乳管扩张的实质性不均匀低回声纤维腺瘤鉴别（图 4-11）。

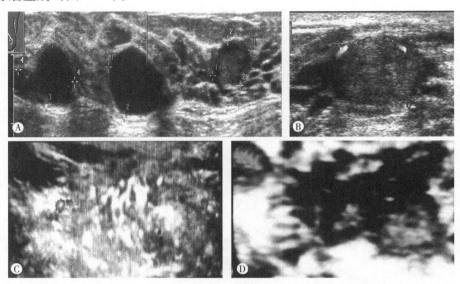

图 4-11　纤维瘤复发血管明显增多伴阻塞性乳管扩张

A. 9 ~ 11 时钟位基底部乳管囊状扩张；B. 近端见一实质性不均匀团块形成阻塞，周边少许血流及多支扩张导管；C. 能量图 3D 成像团块血管明显增多，粗细不一，右下实质性团块等回声区血管形成环形包绕；D. 灰阶 3D 成像病灶不规则形，周边汇聚征为多个宽窄不同放射状扩张导管

（2）乳腺癌：早期呈低回声，彩色血流不丰富，需与纤维腺瘤鉴别；分叶状纤维腺瘤（图 4-12）与乳腺癌的形态相似，两者需鉴别。通常无后方衰减，稍增强，彩色血流相对较少，RI 相对低，乳腺良性肿瘤可能性大。在动态检查过程中，推动肿块时，恶性肿块的毛刺样边缘形态不改变，而分叶状纤维腺瘤的不规则边缘可改变，有助于鉴别。

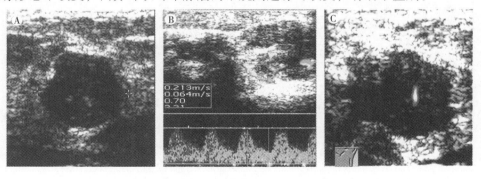

图 4-12　乳腺纤维腺瘤伴腺病误诊为恶性病变

A. 2D 声像图显示肿块不均匀回声，边缘分叶状、不整形；B. 周边内部有血流，动脉流速 21/6.4 cm/s；C. 3D 容积成像部分汇聚征，超声疑恶性病变。病理证实纤维腺瘤伴腺病

四、乳腺巨纤维腺瘤（分叶性纤维腺瘤）

乳腺巨纤维腺瘤，其结构与管内型腺纤维瘤基本相似，为良性肿瘤。瘤体积较大，结构呈分叶状，故称分叶性纤维腺瘤。

1. 病理

（1）大体检查：肿瘤直径 5 ~ 7 cm 或 7 cm 以上，体积大，个别较小。椭圆形或扁平，质地不均，中等硬度。切面淡红色，有狭长的裂隙，分叶状。不发生浸润和转移。

（2）镜下所见：瘤体内腺上皮异常增生，腺管高度扩张，纤维细胞增生活跃。上皮下的纤维组织明显增生突入管腔内呈乳头状挤压扩张管腔，使之形成很大的裂隙，并分割瘤体呈分叶状。

2. 临床表现

多见于青春期女性，生长迅速，短期内长成大肿物，略有疼痛。多数为 5 ~ 7 cm，最大者直径 19 cm。中等硬度，活动尚可。术后不复发。

3. 超声表现

（1）乳腺内实质性肿块，大小不等，一般为 5 ~ 7 cm，甚大者占据半个乳房。

（2）肿块近似椭圆形（图 4-13），可有包膜，外形欠光整，边缘略呈分叶状。包膜呈树枝状进入肿块实质内。

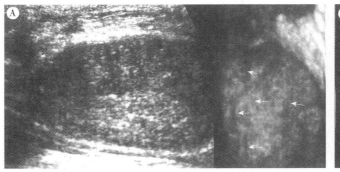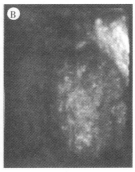

图 4-13 乳腺巨纤维瘤

患者窦某，20 岁，右乳块 2 年无痛，近期迅速增大。A. 2D 示实质性中低回声 10 cm × 5 cm 内含无壁缝隙样低回声（↑）包膜完整；B. 3D 容积成像巨块实质性中高回声，内有低回声的管样结构与裂隙，由正位向右侧转动，边界光滑，包膜完整，无汇聚征

（3）实质性肿块，内部中高回声，分布不均匀，有索条状高回声及低回声裂隙与隐约可见的低回声管腔，当切换为彩超时其间立即有彩色血流充盈。

（4）有多支血管供血，形成肿块边缘包绕，并进入实质内走行扭曲，血管较粗，内径 2 ~ 4 mm，血流丰富。动脉血流速度 25/5.7 cm/s，RI 0.72。

（5）3D 容积成像示实质性中、高回声，内含无壁缝隙样低回声，由正位向左、右侧转动，观察肿瘤的后壁，均见边界光滑，包膜完整，无汇聚征，不向周围组织浸润。呈典型良性病变特征。

（6）血管能量图及 B-F 的 3/4D 成像，用彩色血流图、B-F 血流图、血管能量图显示病灶内外血管结构的立体空间形态、多少、分布。正面观察后，向左或向右任意角度转动侧位观，能显示肿瘤有 2~3 支大血管供血，并深入瘤体内，血管粗细不等，许多小分支血流极其丰富。

（7）超声造影：肘静脉注入超声造影剂后，微泡快速（11~12 秒）由肿块周边开始进入，富血管区弥漫增强，持续 40~50 秒后，块内微泡开始消退，呈网络样分布，1.5~2 分钟块内微泡基本消退。造影图像时间—强度曲线定量分析为快进慢出型（图 4-14），提示良性肿瘤。

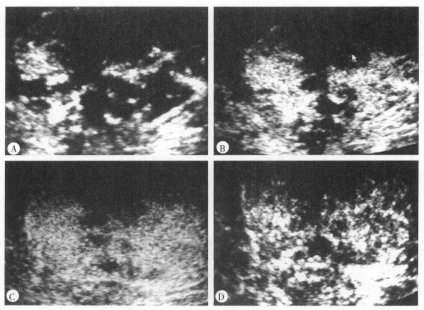

图 4-14 乳腺巨纤维瘤超声造影

A. 造影微泡 13 秒由周边进入；B. 15 秒迅速灌注整块；C. 持续至 43 秒；D. 1 分钟 20 秒微泡消退成网状。从微泡分布显示病灶为 2 组血管滋养的 2 个团块，造影全过程快进快出，提示血供极为丰富

（翟伟林）

第五章

心血管超声诊断

第一节　心脏超声检查方法

一、M 型超声心动图

（一）原理

M 型超声心动图的扫描声束以固定位置和方向进行扫描，它利用快速取样技术，由换能器发出声束，并记录在此声束方向上的组织回声。心脏各层组织反射在心动周期内形成运动—时间曲线。M 型曲线可显示心脏结构在一维空间上的界面厚度、距离、活动方向、运动速度及其在心动周期不同时相的变化。M 型超声心动图因其高速的取样帧频，能记录心脏结构在心动周期内的细微运动，可用于心腔和大血管内径的测定及特定心脏结构运动的细致观察，是现代超声心动图检查不可或缺的一部分。

（二）检查方法

1. 定点探测

将探头固定于身体某点，保持声束方向不变，观察心脏在某一径线上各界面活动的规律，多用于测量心脏腔室大小、心室壁厚度及活动速度。需要指出的是，因扫描声束固定，而心脏是运动的，故心动周期内不同时间点的回声并不完全是同一心脏结构的活动轨迹，探查时应注意以下事项。

（1）患者取平卧位或左侧卧位，必要时可采取坐位，嘱平静呼吸，尽量减少心脏位移幅度。

（2）探查某点时，应尽量使探头与胸壁垂直，如波形显示不够理想，可稍转动探头，以获得更满意的图像。

（3）全面观察，由内向外、从下到上，逐肋间进行探查，以了解心脏的全貌。

（4）探头位置及声束方向固定，借以了解不同心动周期中心脏界面活动有无变化。

2. 滑动探测

将探头置于肋间隙内，缓慢移动，声束方向也稍转动，借以观察心脏水平切面上各个结构的相互连续关系。

3. 扇形扫查

探头位置维持不动，摆动探头改变声束扫查方向，使扫查范围为扇形。依据方向不同，可分为纵轴扇形扫描及横轴扇形扫描。

（三）常见波形

1. 心底波群

可于胸骨左缘第3肋间探及，在左心长轴观或心底短轴观上经由主动脉根部取样，其解剖结构自前至后依次为胸壁、右室流出道、主动脉根部及左房。以上结构均位于心底部，因而称为心底波群。

（1）主动脉根部曲线：心底波群中有两条明亮且前后同步活动的曲线，上线代表右室流出道后壁与主动脉前壁，下线代表主动脉后壁与左房前壁。此两线在收缩期向前，舒张期向后，多数患者尚见重搏波。曲线上各点分别称为 U、V、W、V'。

U 波在心电图 R 波之后，为曲线的最低点。V 波为主波，在 T 波之后，为曲线的最高点。其后曲线下降至 W，再上升形成 V'，称为重搏波。UV 段是上升支，VW 段是下降支，分别代表心脏收缩时主动脉根部前移及舒张时主动脉根部后移（图5-1）。

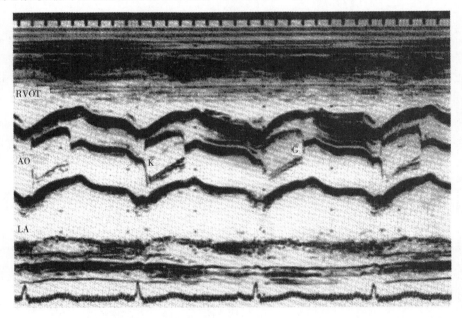

图5-1　主动脉根部波群

正常人主动脉根部波群，自前至后依次为右室流出道（RVOT）、主动脉（AO）与左房（LA）。
图中两条平行活动的光带为主动脉前后壁，随心动周期收缩期向前、舒张期向后，呈同向运动。主动脉瓣口收缩期开放（K），舒张期关闭（G）

（2）主动脉瓣活动曲线：主动脉根部前、后两线间，有时可见一六边形盒样结构的主动脉瓣活动曲线。此曲线于收缩期分开，并分别靠近主动脉前、后壁；舒张期迅速闭合呈一单线，位于主动脉壁前、后线之间中心处。

经解剖证实，前方开放的主动脉瓣为右冠瓣，后方开放的主动脉瓣为无冠瓣。主动脉瓣于收缩期开放，曲线分开处称 K 点（开），位于心电图 R 波及第一心音后，相当于等容收缩期末。曲线闭合处称 G 点（关），位于心电图 T 波之后及第二心音处，相当于主动脉瓣关闭时。

2. 二尖瓣波群

可于胸骨左缘第 3～4 肋间探及，在左心长轴切面上，经过二尖瓣前叶取样时，可见一组较特异的波群，其内有一条活动迅速、幅度较大的曲线，经解剖定位与声学造影证实为二尖瓣前叶之反射。以此为标志，可以向前或向后逐层识别其他的解剖结构。由于二尖瓣在这些结构中特异性最强，故命名为二尖瓣波群。为便于了解时相的变化，将二尖瓣曲线波动周期各段标记为 A、B、C、D、E、F、G 7 个时间点，并显示与心电图、心内压力曲线及心音图的关系（图 5-2）。

（1）二尖瓣前叶曲线：正常人二尖瓣前叶曲线呈舒张早期 E 波和舒张晚期 A 波特征性双峰曲线。其曲线与心律具有相同的周期性。A 点位于心电图 P 波之后，心房收缩，压力升高，推动二尖瓣开放形成 A 峰。而后心房舒张，心房内压力下降，二尖瓣复位，形成 B 点。心电图 R 波后，心室肌收缩，压力上升，此时二尖瓣关闭，产生第一心音，在曲线上形成 C 点。D 点在心电图 T 波与第二心音后等容舒张期之末，此时左室开始扩张，心室压力低于心房压力，二尖瓣开始开放，形成 D 点。当二尖瓣开放至最大时，形成 E 峰。由于房室压力梯度锐减，二尖瓣位置由 E 峰下降至 F 点，F 点至 G 点，心室缓慢充盈，曲线下降缓慢而平直，直至心房再次收缩，进入下一心动周期（图 5-3）。

（2）二尖瓣后叶曲线：正常人的二尖瓣后叶与前叶在收缩期合拢，在曲线上形成共同的 CD 段。舒张期瓣口开放，后叶与前叶分离，形成幅度较小，方向相反，呈倒影样单独曲线，为二尖瓣后叶曲线。此曲线上与前叶上 A 峰、E 峰相对应处的下降点分别称为 A'峰与 E'峰（图 5-4）。

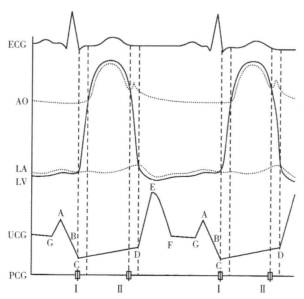

图 5-2　正常人超声心动图二尖瓣前叶曲线（UCG）与心电图（ECG）、心内压力曲线及心音图（PCG）关系示意图

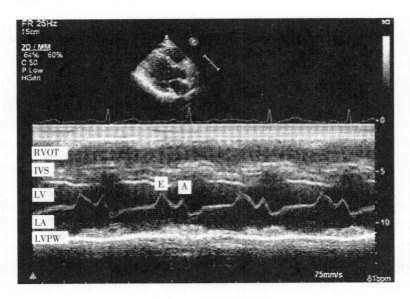

图 5-3　二尖瓣前叶曲线

正常人二尖瓣前叶活动曲线。自前向后可见胸壁与右室前壁，右室流出道（RV-OT），室间隔（IVS），左室（LV），二尖瓣前叶曲线，左房（LA），左房后壁（LVPW），二尖瓣舒张早期的 E 峰，舒张晚期的 A 峰

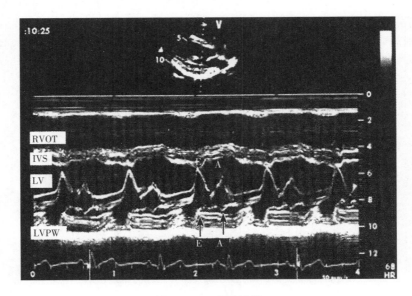

图 5-4　二尖瓣波群

正常人二尖瓣前、后叶曲线。自前向后可见胸壁与右室前壁，右室流出道（RV-OT），室间隔（IVS），二尖瓣前、后叶曲线，邻近房室环区的左室后壁（LVPW）。二尖瓣前叶舒张早期 E 峰，舒张晚期 A 峰，二尖瓣后叶与之相对应的舒张早期 E′峰，舒张晚期 A′峰

3. 心室波群

于胸骨左缘第 4 肋间探查，在左心长轴切面上，经由二尖瓣腱索水平取样时可见心室波

群。自前向后，所代表的解剖结构分别为胸壁、右室前壁、右室腔、室间隔、左室（及其内的腱索）与左室后壁。此波群可测量心室腔大小与心室壁厚度等（图 5-5）。

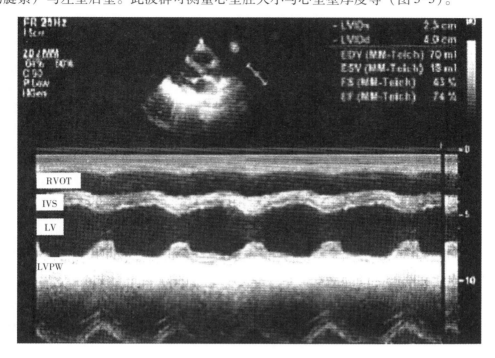

图 5-5　心室波群

自前向后，主要结构有右室流出道（RVOT），室间隔（IVS），左室（LV），左室后壁（LVPW）；室间隔与左室后壁呈逆向运动

（1）室间隔曲线：在二尖瓣波群中部，室间隔曲线位于二尖瓣前叶之前，其活动幅度较小。正常室间隔运动曲线于收缩期向后，舒张期向前，与左室后壁呈逆向运动。在右心容量负荷增加时，其曲线运动于收缩期向前，舒张期向后，与左室后壁呈同向运动。

（2）左室后壁曲线：正常左室 M 型图像收缩期室间隔朝后方、左室后壁朝前方运动，左室后壁的运动幅度稍大于室间隔的运动幅度；测量时相舒张末期为心电图 R 波的顶点，收缩末期为左室后壁前向运动的最高点。临床上，测量左室后壁厚度时，应注意识别腱索、乳头肌等组织。

4. 三尖瓣波群

于胸骨旁四腔心切面检查，选择经过三尖瓣前叶取样线，可见一双峰曲线，活动幅度较大，距体表较近，此为三尖瓣前叶反射曲线。当声束向右上倾斜时，依次可见胸壁、右室前壁、右室腔、三尖瓣、右房、房间隔与左房。而当声束斜向左下时，在三尖瓣之后依次为室间隔、左室腔（有时其内可见二尖瓣）及左室后壁。

5. 肺动脉瓣波群

于胸骨左缘第 2、第 3 肋间，右室流出道长轴切面基础上引导取样线记录 M 型曲线。肺动脉瓣叶于收缩期朝后移动，舒张期朝前移动。肺动脉瓣波群通常只能记录到一个瓣叶活动，常为后瓣曲线。

二、切面超声心动图

（一）原理

切面超声心动图与 M 型超声心动图相似，也用灰度调制法显示回波信号，即将介质中由不同声阻所形成的界面反射，以光点形式排列在时基扫描线上，接收到的回波信号带有幅度与深度的信息。亮点的灰度（即灰阶）与回声波幅之间存在一定的函数关系，回波信号反射强，则光点亮；回波信号反射弱，则光点淡；如无反射，则扫描线上相应处为暗区。代表不同回波幅度的灰阶点，按其回波的空间位置，显示在与超声扫描线位置相对应的显示器扫描线上。切面超声的时基深度扫描线一般加在显示器的垂直方向上，并且声束必须进行重复扫查，与在显示器水平方向上的位移扫描相对应，当图像达到或超过每秒 16 帧图像时，则形成一幅实时的切面（即二维）超声图像，可被肉眼清晰观察。

（二）仪器类型

切面超声成像主要有相控阵扫描与机械扇扫成像两种方式，目前常规使用的心脏检查仪为相控阵扫描成像仪，而机械扇扫主要用于小动物超声心动图成像。

1. 相控阵超声显示仪

采用雷达相控技术，通过等差时间延迟的电脉冲信号，使线阵排列的多个晶体片（换能器）依次被激发，将每一晶体片声束进行叠加，形成一个共同的波阵面。波阵面的方向与探头的法线方向相平行，其动态指向与各晶体片受激发的次序有关。按一定时差顺序先后激发各个晶体片所发射的超声波，其合成波的波阵面方向在一定范围内呈扇形发送。接收时，按各晶体片的时差对被接收到的回波信号进行时间补偿，再将其叠加在一起，当扫描速度达到 20 ~ 30 帧/秒，就可获得心脏解剖结构的实时切面图像。先进的经食管多平面探头是相控阵超声探头的进一步发展，其换能器晶体片的扫描方向可在 360° 的范围内旋转，能从任意角度来显示心脏结构。这一技术目前又有进一步的改进，微小的晶体片应用在经血管内超声显像上，探头声束可显示血管某一横断面形态 360° 范围图像。

2. 机械扇形扫描仪

其探头与体表接触面积较小，可从很小的透声窗进行观察，特别适用于心脏检查。此类探头分为摆动式和转动式两种。小型单晶体片扇扫目前主要用于血管内超声显像。

现代高档超声显像仪是将 M 型、切面超声以及多普勒超声等多种显像方式综合在一起，并匹配多种新的成像技术，如图像数字化处理、动态聚焦等。针对不同检查设计的特殊探头，可使二维超声图像更为完善。

（三）检查方法

1. 仪器调节

（1）发射功率：针对患者的不同年龄和体型，需对仪器的各种功能参数进行适当的设置。婴幼儿患者，胸壁较薄，应选用较小的发射功率；成人及体型较胖的患者因胸壁厚，则需提高发射功率。在使用过程中应尽量避免将能量开至最大，防止压电晶体片过热受损。

（2）灵敏度：主要受总增益和分段增益补偿等控制钮的调节，高灵敏度可获取符合诊断要求的图像。灵敏度调节应使心腔及大血管腔内呈现为无回声区；心内膜、瓣膜和大血管壁等各层结构反射清晰；心肌反射较弱，但可辨识；心脏的近区与远区结构均可显示，且反射强度大致相等。

（3）灰阶：调节灰度与对比度，使反射强度以适当的明暗度显示，以清晰显示所探测的结构。理论上，灰阶的动态范围越大，组织的层次越丰富，能分辨的组织结构越精细。

（4）频率：频率高低将影响图像的分辨力与声束的透入深度。成人检查探头频率一般为 2.5 ~ 6.0 MHz，透入较深，但分辨力稍差。儿童则用 5.0 ~ 6.0 MHz 的探头，透入深度较浅，但图像分辨力明显提高。

（5）扫描深度：成人和心脏扩大者，扫描深度一般为 16 ~ 18 cm，以显示心脏全貌。儿童扫描深度可适当调浅，一般为 6 ~ 10 cm。

2. 患者体位

一般取左侧卧位，必要时取仰卧位或右侧卧位。胸骨上窝探测时，可取坐位，或仰卧于检查台上，将肩部垫高，裸露颈部。

3. 探测部位

（1）心前区：上自左锁骨下缘，下至心尖，内自胸骨左缘，外至心脏左缘所包括的区域，均称心前区。此区检查即所谓胸骨左缘探测。部分患者如右位心或心脏极度扩大达胸骨右侧，则需于胸骨右缘探测。

（2）心尖区：一般指在左侧心尖冲动处检查，若为右位心，则在右侧探测。

（3）胸骨上窝：将探头置于胸骨上窝，向下指向大动脉及心底部各结构。

（4）剑突下区：将探头置于剑突下方，向上做各种指向，以取得不同的切面。

（5）经食管探测：将食管探头置于食管内，通过探头前进、后退、前屈和后伸及左右侧向弯曲，加上转动换能器声束扫描的方向，可对心脏作多个方位的探测。

（6）心外膜直接探测：在开胸手术中，可将探头置于消毒塑料套内，放在心外膜表面进行直接探测。

4. 图像方位

切面超声心动图多用扇形显示，扫描扇面分为近区与远区，近区代表身体表浅处结构的反射，一般位于图像的上方，远区代表体内深部结构的反射，位于图像的下部。扇扫呈近区狭窄、越远越宽的图像，故可经较小的透声窗（如肋间隙等），观察深处较大范围的心脏结构。经食管探测时，图像方位可以上下倒转，即扇尖在下，弧面在上，借以获得与胸前探测解剖方位相类似的图像。

（四）常见图像切面观

1. 左室长轴观

探头放于胸骨左缘第 3、第 4 肋间，探测方位与右胸锁关节至左乳头连线相平行。此方位图像可清晰显示右室、左室、左房、室间隔、主动脉、主动脉瓣及二尖瓣等结构。检查时应注意调整声束扫描方向，以显示真正的心脏长轴，否则易产生心脏长轴缩短效应，长轴观图像失真（图 5-6）。

在左室长轴观图上可观察各房室形态及大小，测量室间隔与左室后壁的厚度并观察其运动。正常人在此切面上，右室流出道测值约 2.0 cm，左室内径 4.5 ~ 5.0 cm，主动脉内径与左房内径均为 3.0 cm。室间隔和左室后壁厚度为 0.8 ~ 1.0 cm，其收缩期增厚率为 30% ~ 60%。乳头肌、腱索及其与二尖瓣的连接显示清楚。能清楚观察到心壁结构异常如室间隔连续中断、主动脉骑跨以及主动脉瓣、二尖瓣有无增厚、狭窄，活动是否正常。

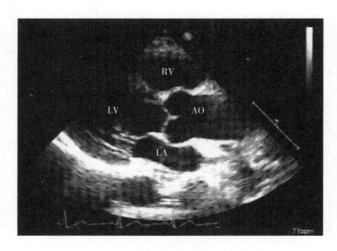

图5-6　正常人胸骨旁左心长轴观

图中显示右室（RV），左室（LV），主动脉（AO），左房（LA）

2. 心底短轴观

探头置于胸骨左缘第2、第3肋间心底大血管的正前方，扫描平面与左室长轴相垂直，和左肩与右肋弓的连线基本平行。心底短轴观图可显示主动脉根部及其瓣叶，左房、右房、三尖瓣，右室及其流出道，肺动脉瓣、肺动脉近端、肺房沟及左冠状动脉主干等。如探头稍向上倾斜，则可见肺动脉干及其左右分支。故可观察主动脉根的宽度，主动脉瓣与肺动脉瓣的形态与活动，右室流出道与肺动脉干有无增宽或狭窄，以及降主动脉与肺动脉间有无交通等（图5-7）。

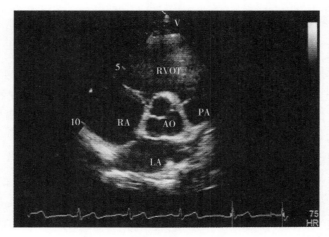

图5-7　正常人心底短轴观

RVOT：右室流出道；RA：右房；PA：肺动脉；LA：左房；AO：主动脉

3. 二尖瓣水平短轴观

探头置于胸骨左缘第3、第4肋间，方向与心底短轴观图相似。此图可显示左、右心室腔，室间隔与二尖瓣口等结构。如将探头稍向下倾斜，可获得腱索、乳头肌水平图像。临床上多以此切面观察心脏形态，左、右室大小，室间隔走向与活动及二尖瓣口开放及关闭情况。

4. 心尖四腔观

探头置于心尖冲动处，指向右侧胸锁关节。在图像上室间隔起于扇尖，向远端伸延，见房间隔及心房穹隆。十字交叉位于中心处，向两侧伸出二尖瓣前叶和三尖瓣隔叶，二尖瓣口及三尖瓣口均可显示。由于室间隔、房间隔连线与二尖瓣、三尖瓣连线呈十字交叉，将左、右心室，左、右房划为 4 个腔室，故称心尖四腔观。

在心尖四腔观基础上，将探头稍向上倾斜，扫描平面经过主动脉瓣根部，可获心尖五腔心观。如将探头内移，置于左侧第 4 肋间胸骨旁线与锁骨中线之间并减少倾斜度，所见图像更为理想，此时仍见上述结构与 4 个心腔，但室间隔不在扇尖，而偏向图的右侧，右室占据图像的上半部，与心尖四腔观有所不同，称为胸骨旁四腔观。此图对房间隔显示较为理想，对临床确定有无房间隔缺损有很大帮助。

5. 剑突下四腔观

探头放置于剑突下，声束向上倾斜，取冠状面的扫描图像，获剑突下四腔观。此图上所显示的房间隔光带与声束方向近于垂直，故回声失落现象少，房间隔假性连续中断出现率低。此切面上显示房间隔缺损的敏感性与特异性高，如图所示回声中断时，即表明存在房间隔缺损。

三、多普勒超声心动图

多普勒超声心动图是心脏超声检查的重要组成部分，其利用超声反射的频移信号组成灰阶频谱和彩色图像，可精确评价心脏的血流动力学特征。多普勒超声结合二维超声对心脏结构和功能的全面评价，为心血管疾病无创诊断开辟了新的途径。

（一）多普勒超声心动图产生的原理

当声源与接收器之间出现相对运动时，接收到的声波频率与声源发射的频率间有一定的差异，这种频率的改变称为频移，此现象称为多普勒效应。进行心血管超声检查时，探头发射频率（f_0）固定不变，声波在介质中行进时遇到运动物体时，探头接收到的反射回波频率（f_1）发生改变即存在频移，如果该物体朝向探头运动时，频率增大即存在正频移（$f_1 - f_0 > 0$）；而当该物体背离探头时，频率减小即存在负频移（$f_1 - f_0 < 0$）。设声波传播速度为 C，被测物的相对运动速度为 v，声束与被测物运动方向之间的夹角为 θ，则多普勒频移（f_d）可由式（1）计算（图 5-8）。

$$f_d = f_1 - f_0 = 2f_0 v \cos\theta / C \qquad (1)$$

由式（1）可得出被测物的运动速度（v），即式（2）：

$$v = (Cf_d) / (2f_0 \cos\theta) \qquad (2)$$

在人体心脏内，心壁、瓣膜及血液均可产生多普勒效应。心壁和瓣膜的反射回波虽然振幅很大，但频移较小。血液中的红细胞是很好的散射源，沿声束发射途径返回探头的散射被称为后散射，由于运动红细胞的后散射作用，探头可接收回波而获得多普勒频移，该频移较大。经过高通滤波器，可将心壁和瓣膜产生的低频移多普勒信号滤去，而保留血流高频移的多普勒信号，然后通过某些技术上的处理即产生多普勒血流信号。相反，如果使用低通滤波器，保留由心壁产生的低频移、高振幅的多普勒信号，阻止血流产生的多普勒信号通过，此即组织多普勒显像（TDI）的原理。

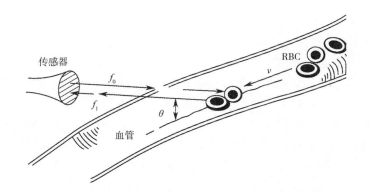

图 5-8　多普勒效应示意图

RBC：红细胞；θ：血流与声束之间夹角

（二）仪器设备和检查方法

1. 仪器设备

随着仪器设备性能的改善，目前临床上最常用的检查仪器为彩色多普勒超声诊断仪。同时具备二维超声和彩色多普勒检查功能，在二维图像基础上可显示彩色编码的多普勒信息，实时显示心脏结构二维图像和彩色血流信息。此类超声仪还同时配备脉冲和连续多普勒检查技术，可根据需要选择不同的多普勒技术。

2. 显像方式

（1）频谱多普勒：分为脉冲多普勒和连续多普勒两种显示方式。仪器对所接收的多普勒频移信号一般通过快速 Fourier 转换等频谱分析处理，以音频和频谱两种方式显示结果。音频即通过声音的变化反映血流的速度和性质。脉冲多普勒频谱的主要特征是以中空频带型频谱图像显示血流信息，连续多普勒则以充填型频谱图像显示血流信息。

脉冲多普勒具有距离选通功能，声波的发射和接收可由同一组晶体片完成，探头每发射一组脉冲群后，必须间歇一段时间用于接收反射声波信号，这一间歇时间由所要取样的深度和声速所决定（式3）。

$$t = 2d/c \tag{3}$$

该仪器设计一种开关名"距离选通门"，由选通门控制只接收所要取样的深度和血流多普勒信号。这一类型的多普勒仪可以确定血流的部位、方向以及性质，但脉冲重复频率较低，测定高速血流时容易出现混叠现象。

连续多普勒无距离选通功能，声波的发射和接收分别由两组独立的晶体片完成，它虽然不能准确判断血流的部位，但能测定快速血流的速度。

（2）彩色多普勒：脉冲多普勒探测的只是一维声束上的彩色多普勒血流信息，如果要了解心内血流动力的详细分布情况，一维多普勒难以完成，而彩色多普勒血流成像仪却可以完成这项任务。通过记录每一点的血流多普勒信息，运用一些复杂技术处理将这些多普勒信号进行彩色编码并叠加在二维图像上。通常用红色表示血流方向朝向探头，蓝色表示血流方向背离探头，有些仪器用绿色表示湍流，色彩的明暗表示速度的快慢。

3. 检查方法

检查时，通常先进行二维超声检查，显示清晰的各标准断面图像，作为多普勒超声检查的基础。尽可能选择显示心血管腔图像清晰、超声声束与血流方向相平行的断面。观察异常血流的位置，然后进行脉冲多普勒检查，测定各项血流动力学指标。由式（1）得知，f_d 的大小与 $\cos\theta$ 呈正比，所以检查时要使频谱多普勒取样容积与血流方向间夹角尽可能小于 $20°$，以保证频谱测定的准确性。二尖瓣、三尖瓣血流的检测以心尖四腔观为首选，主动脉瓣或左室流出道血流的检测以心尖五腔观为首选，肺动脉瓣血流的检测以心底主动脉短轴（肺动脉长轴）观为首选。存在异常分流时，如室间隔缺损、房间隔缺损或动脉导管未闭等先天性心脏病，尽量选择异常分流信号方向与声束相平行的断面进行测量分流的频谱。

（三）多普勒分析

综合应用频谱多普勒和彩色多普勒血流显像可以对血流状态进行详细分析，观察以下指标。

1. 血流时相

频谱多普勒或彩色多普勒结合心电图可以观察各个波形的出现及持续时间，了解这些血流信号位于心动周期的某一时相。

2. 血流方向

频谱多普勒曲线上，波形分布于零位基线上下。向上的频移代表频移升高，说明血流朝向探头；向下的频移代表血流背离探头。彩色多普勒成像中，红色表示血流朝向探头，蓝色代表血流背离探头，因而彩色的类别可以清楚判断血流方向。

3. 血流速度与彩色灰度

红细胞后散射频移的大小反映血流速度的快慢，频谱多普勒中，频移的幅度可以反映血流速度；在彩色血流成像中，频移的大小用灰度级来显示。速度越快，色彩越亮。

4. 频谱离散度与多彩镶嵌图像

频谱多普勒中，频谱离散度是指多普勒频谱图上某一瞬曲线在纵坐标上的宽度，它代表取样容积内活动速度的分布状况。层流者取样容积内红细胞流动方向和速度基本一致，离散度很小，频谱窄，与基线间为一空窗。血流紊乱者（湍流或涡流），取样容积内红细胞流动方向不一，运行速度相差很远，离散度大，频谱明显变宽，与基线间的空窗消失，呈充填的频谱图。彩色多普勒成像时，层流者显示单一的颜色（周围色彩黯，中心色彩亮），湍流则显示出正红负蓝多种信号同时出现的多彩镶嵌的图像。

5. 血流范围

频谱多普勒通过多点取样，可将血流范围大致描绘出来；二维彩色多普勒可以较准确地判断血流范围，显示血流的起止部位、长度、宽度以及面积大小，有助于瓣膜反流与异常通道分流的估价。

（四）多普勒超声心动图的临床应用

1. 探测血流状态

（1）层流：主要见于正常管径的血管及没有狭窄的瓣膜口，血流无障碍。多普勒谱显示曲线较窄，光点密集，与零基线间有一空窗。彩色多普勒显示色彩单纯，中心明亮，边缘黯淡的血流束。音频平滑且具有音乐感。

（2）湍流：当血流通过狭窄处时，流线发生改变，狭窄处流线集中后，流线放散，进入宽大管腔后，流线放散，离散度增大，速度参差不齐，形成湍流。频谱上光点疏散，与基线之间的空窗消失，呈单向充填的图像，彩色多普勒呈色彩明亮的高速血流束。音频粗糙、刺耳。

（3）涡流：当血流由小腔突然进入大腔时，可产生涡流，血流方向十分杂乱，在同一时刻的取样区内，部分红细胞运动方向朝向探头，部分红细胞远离探头，因而频谱呈现双向充填的光点，彩色多普勒上见多彩镶嵌的特征性图像。

2. 探测血流速度

从式（1）可以知道由频移值可推算血流速度，利用仪器上已设置的测量程序可直接测定峰值速度、加速度、平均速度等。

3. 测量血流容量

血流容量是指单位时间里流经心脏瓣口或大血管某一截面的血流量。

在多普勒技术中，血流容量的测定是定量分析心搏量、心输出量、分流量和反流量等多种血流动力学指标的基础。主要原理是：利用频谱多普勒血流速度（V）、血流时间（t），利用二维或 M 型超声心动图测量管腔面积（A），根据式（4）：

$$Q = AVt \tag{4}$$

即可定量估计血流容量，但该公式必须满足以下前提：被测点为大腔进入小腔后的 1 cm 左右范围内；该处管腔的横截面积不随时间而改变；空间流速分布一致（即流速剖面呈活塞型）；多普勒声束与血流方向的夹角 <30°，不随时间而变化。

4. 估测压力差

在人体血管系统中，狭窄病变两端的压力阶差可由流体力学中得 Bernoulli 方程计算出来：

$$\Delta P = 1/2\rho \left(V_2^2 - V_1^2 \right) + \rho \int (dV/dt) \ ds + R \tag{5}$$

式中 ΔP 为压差，ρ 为血液密度，V_2 为狭窄口下游的流速，V_1 为狭窄口上游的流速，dV/dt 为血液流经狭窄口时的加速度，ds 为加速距离，R 为血液的黏性摩擦阻力。由式（5）可见，压差由三部分构成，其中右边第一项为血流的迁移加速度造成的压差，第二项为血流的局部加速度造成的压差，第三项为黏性摩擦造成的压差。理论和实验研究表明，在膜性狭窄时，若血流的雷诺数足够大时，则由血流的局部加速度和黏性摩擦造成的压差部分可忽略不计，而且在大多数狭窄病变时，狭窄口下游的流速 V_2 远大于上游的流速 V_1 因此 $V_2^2 \geqslant V_1^2$，当 $V_2 \geqslant 8V_1$ 时，略去 V_1^2 并将 ρ 的数值代入，可将 Bernoulli 方程简化为：

$$\Delta P = 4V^2 \tag{6}$$

由频谱幅值推算的血流速度（V）可推算压力差（AP）。根据压力差的变化可评价瓣口狭窄程度及心腔压力的大小。

5. 测量狭窄瓣口面积

各种瓣膜病变的瓣口面积既是决定血流动力学改变的基本因素，也是定量狭窄程度的最可靠指标。频谱多普勒超声技术测量狭窄瓣口面积的方法主要基于流体力学的连续方程。设有流体沿流管作连续流动，在流体中任意取两截面，其面积各为 A_1 和 A_2，由连续方程定律，通过两截面的流体流量应相等，根据这一原理可以得知在一个心动周期内，血液流经不同直径的血管时，流量不变。

$$A_1 \cdot VTI_1 = A_2 \cdot VTI_2 \tag{7}$$

VTI_1 和 VTI_2 分别为一次心动周期中血流通过截面 A_1 和 A_2 时的流速对时间的积分。除此方法外，狭窄的二尖瓣口面积尚可通过压力减半时间法测量。

6. 判断反流与分流

应用二维超声心动图结合频谱多普勒可以明确地判定反流与分流的解剖部位，血流方向，血流时相及反流与分流的程度范围，被誉为"无创性心血管造影术"。另外，彩色多普勒技术可以半定量估计反流量和分流量，以前的一些方法建立在测量血流束的长度、宽度以及异常血流分布面积基础上；近年研究较多的是彩色多普勒血流会聚法（FCR），该方法建立在流体力学理论的基础上，它不仅可有效测量狭窄的瓣膜口面积，还可测定有效反流口面积、反流量以及分流量。

四、超声心功能评价

心室收缩功能评价为超声心动图检查的最常见指征。常规检查均应对左室收缩功能进行定量评价。左室舒张功能至少应在收缩功能受损、高血压、心力衰竭、心肌病等患者中进行评价。对于累及右心的疾病（如肺栓塞、右室心肌梗死、肺心病等）患者，右心功能也应重点关注。

（一）左室收缩功能

全面评价左室功能应测量收缩末期与舒张末期内径、容积、室壁厚度，评价室腔的几何形态。临床上左室收缩功能最常用的评价指标为射血分数（EF），其超声测量方法如下。

1. 目测法

有经验的检查者可通过观察室壁运动情况，目测评估 EF 为正常、减低、增强，或可估测其大致数值。在情况不允许定量测量或无法获取可供准确测量的图像切面时，可使用该法。但其存在明显的主观性与经验依赖性，常规检查推荐使用定量方法测量。

2. 内径法

在左室腔大小、形态正常，室壁运动幅度均匀的情况下，可测量左室内径通过一定公式计算容积。常用 Teichholtz 公式：$V = [7.0/(2.4+D)] \times D^3$；式中，$V$ 为左室容积；D 为左室内径。在胸骨旁左室长轴腱索中段水平（左室长轴近心底 1/3 水平），使用 M 型或二维方法，测量左室舒张末期内径与收缩末期内径，即可计算出容积与 EF（图 5-9）。该法简便易行，但对于心室形态失常、节段性室壁运动异常的患者，会造成明显误差。

3. Simpson 法

心尖双平面 Simpson 法是二维超声心动图测量左室容积与 EF 最准确的方法。其基本原理为，将左室沿长轴方向等分为若干份，每一份均可假设为一个圆柱体（或圆盘），因高度与底面直径已知，体积易于算出；将心底到心尖的若干圆盘体积相加，即可得到心室容积。在标准心尖四腔心与二腔心切面中，分别于舒张末期、收缩末期停帧，手动勾画左室心内膜并确定左室长径，即可测得容积与 EF（图 5-10）。该法虽相对繁琐，且对图像质量要求较高（心内膜面显示不清时，影响测量准确性），但在理论上与对比研究中均证实了其良好的测量准确性，无论对室壁运动正常或节段性运动异常的患者均适用。

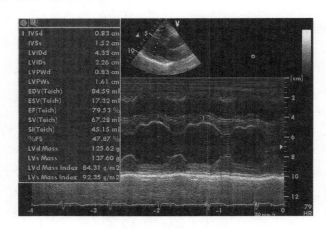

图 5-9　Teich 法测量 EF

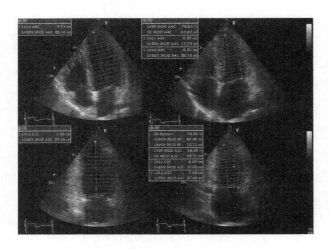

图 5-10　心尖双平面 Simpson 法测量 EF

（二）左室舒张功能

左心室舒张包括等容舒张期和充盈期两个时相，而充盈期又可分为快速充盈期、减慢充盈期和心房收缩期 3 个相位。舒张早期（等容舒张期和快速充盈期）是耗能的主动过程，此期心肌本身的松弛性决定舒张能力；减慢充盈期左室的充盈是被动过程，心肌的顺应性或僵硬度是决定此期左室充盈的主要因素；心房收缩期左房的收缩射血进一步增加左室的充盈，此期左室内的压力与心肌的顺应性是决定充盈量的关键。正常的舒张功能表现为舒张期心室充分充盈，同时舒张压没有异常升高。

超声心动图是最常用的无创评价左室舒张功能的影像学方法。全面细致的二维超声心动图检查是评价心功能的基础，可为明确诊断或排除导致舒张功能不全的器质性病变提供重要信息。例如左室壁增厚、左房扩大而不伴瓣膜病变是左室舒张功能不全与左室舒张压升高的强有力征象。另外，如心肌淀粉样变性、肥厚型心肌病、高血压性心脏病等可导致左室舒张功能不全的典型器质性心脏病变，均可通过二维超声心动图检查得以明确。综合多普勒技术是评价左室舒张功能的主要方法。需强调的是任何单一指标都不足以全面评价左室舒张功能，正确合理诊断左室舒张功能不全，有赖于对舒张生理的深入理解和多项参数综合分析。

1. 二尖瓣口舒张期血流频谱

二尖瓣口舒张期血流频谱通常为双相波型，由舒张早期的快速充盈血流 E 峰和舒张晚期左心房收缩的充盈血流 A 峰组成。测定的参数包括 E 峰最大血流速度、A 峰最大血流速度、E/A 比值、E 峰减速时间（DT）等。

正常人 80% 的左心室充盈发生于快速充盈期（E 峰时相），5% 的充盈发生于减慢充盈期，15% 的充盈发生于心房收缩期（A 峰时相）。E/A 血流速度比值随年龄而发生变化。正常年轻人左心室弹性良好，舒张开始后心肌迅速松弛，在舒张早期大部分充盈已经完成，心房收缩期充盈量少，E > A。随年龄增长，心肌松弛能力逐步下降，等容舒张期左心室压下降率及舒张早期充盈率均减慢，E 峰逐步减低；左心室与左心房间达到等压的时间延迟，DT 延长；早期充盈减少使得心房收缩的辅助充盈显得更为重要，A 峰逐渐增大。在 50~60 岁时，E 与 A 趋于相等，之后 E/A 比值逐渐小于 1。

以二尖瓣口舒张期血流频谱特征为基础，可将左室舒张功能不全的充盈模式分为以下 3 种类型。

（1）松弛延缓：E/A < 1，DT 延长。见于正常老年人与舒张功能轻度受损的病理情况。左室松弛功能减低而左房辅助充盈加强，心腔内压力正常。

（2）假性正常：E/A > 1，DT 正常或缩短。左室舒张功能中度障碍，由松弛异常向顺应性降低过渡，左房压增加而使舒张早期左房—左室间压差恢复正常，以代偿左室舒张速率的减慢。

（3）限制性充盈：E/A > 2，DT 缩短。左室舒张功能严重障碍，舒张早期短促的左室充盈主要依赖于明显升高的左房压力，由于室壁僵硬（顺应性降低），心房收缩很少甚至不能形成左室充盈。

3 种充盈类型所反映的左室舒张功能不全渐次加重，预后逐级不良。

二尖瓣口舒张期血流频谱虽可在很大程度上用于评价左室舒张功能，但频谱形态在本质上是由左室充盈期的瓣口压差及其随时间的变化而决定的，左心室充盈和左心室舒张功能二者并不完全等同。二尖瓣频谱及其参数测值受心率、心律、前负荷、主动脉瓣反流、心包病变等诸多因素影响，并存在变异。

2. 肺静脉血流频谱

肺静脉血流频谱通常由正向收缩波（PVs）、舒张波（PVd）和负向心房收缩波（PVa）三相波型组成。有时收缩波可辨别 PVs$_1$ 和 PVs$_2$ 两个峰，前者较小，反映左心房舒张功能；后者较大，反映左心房压及其顺应性和左心室收缩功能。PVd 反映左心室充盈。PVa 峰值速度和间期反映左心房压和左心房收缩功能。与二尖瓣频谱结合分析，有助于鉴别前者的假性正常，评价左心房平均压和左心室舒张末压增高。

正常情况下，PVs ≥ PVd。左室舒张功能异常、左房压升高时 PVs 减低，随病情进展演变为：PVs > PVd（松弛功能异常）→ PVs < PVd（假性正常）→ PVs < PVd（限制性充盈），在此过程中 PVa 速度逐渐加快、时限延长。

3. 二尖瓣环组织多普勒

二尖瓣环处于左室与左房交界、心室肌附着的特殊位置，其运动形式可反映左室整体的功能状态。二尖瓣环舒张期频谱由等容舒张波、快速充盈期左室心肌主动松弛产生的 Ea 波及心房收缩期 Aa 波组成。Ea 与 Aa 的变化规律与意义类似于二尖瓣口血流频谱 E 峰与 A

峰，但前者受前负荷影响相对小。Ea 峰值速度呈现随年龄增长而逐渐减低的趋势：儿童与青年人侧壁瓣环（在心尖四腔心图中测量）Ea≥20 cm/s；30 岁以上的正常人通常侧壁Ea＞12 cm/s。侧壁 Ea≤8 cm/s 提示左室舒张功能受损，并可用以鉴别二尖瓣口舒张期血流频谱的假性正常。由于心肌排列的不同，室间隔瓣环的 Ea 峰值速度较侧壁 Ea 稍低。二尖瓣口舒张期血流 E 峰与组织多普勒瓣环 Ea 速度比值（E/Ea，可理解为经 Ea 校正的 E 峰速度）与左室充盈压相关良好，与导管检查进行对比的研究表明，E/Ea（侧壁）＞10 或 E/Ea（间隔）＞15 提示左室舒张末压升高；E/Ea＜8 提示左室舒张末压正常。

结合分析二尖瓣口舒张期血流频谱充盈类型、肺静脉血流频谱、组织多普勒二尖瓣环运动速度等指标，可了解左室充盈特征与左房压，评价左室舒张功能。①对于左室收缩功能明显减低（EF＜40%）的患者，观察二尖瓣口舒张期血流频谱特征即可了解左室充盈压情况，通常 E/A≥1.5、DT≤140 ms 为充盈压升高的可靠指征。②EF 相对正常（≥40%）的患者，二尖瓣口血流频谱 E 峰与 E/Ea 是估测充盈压最好的指标，E/Ea≥15，则肺小动脉楔压（PCWP）≥20 mmHg；E/Ea＜10，则 PCWP 正常。③E/Ea在 10～15 者，常需要通过评价肺静脉血流频谱特征、进行 Valsalva 动作、测量左室充盈时间等综合方法估测充盈压。

（三）右心功能评价与肺动脉压估测

常规检查应测量右房、右室内径，半定量评价右室壁收缩运动为正常、减弱或增强。累及右心的疾病可增加右室压力负荷（如肺栓塞）或容量负荷（如甲状腺功能亢进），造成右室、右房扩大，功能性三尖瓣反流，肺动脉收缩压升高，右室壁运动代偿性增强或正常、失代偿后运动减弱；右室收缩功能显著减低时，可表现为肺动脉瓣口收缩期血流速度、三尖瓣反流速度均减低，下腔静脉增宽且内径随呼吸无变化（腔静脉压升高）。

肺动脉收缩压可通过测量三尖瓣反流速度与压差进行估测。在右室流出道通畅的情况下，可认为肺动脉收缩压 = 右室收缩压 = 三尖瓣跨瓣压差 + 右房压。三尖瓣跨瓣压差可依据简化的伯努利方程计算：$\Delta p = 4v^2$，即通过测量收缩期三尖瓣反流峰值速度 v，就可算得收缩期三尖瓣口的峰值跨瓣压差（右室 - 右房压差）Δp。右房压的大小可采用简单的经验估计法：右房无扩大时，为 5 mmHg；右房扩大时，为 10 mmHg；右房显著扩大、三尖瓣重度反流时，为 15 mmHg。

（江泽锐）

第二节　心脏声学造影

心脏声学造影又称造影超声心动图。它是指将声学造影剂经不同途径导入血流，使心脏及血管内出现增强的气体回声反射，根据这些回声反射的部位、时相、走行及强弱来判断心血管解剖及血流动力学的超声心动图诊断方法。

一、心脏声学造影的适应证及相对禁忌证

（一）适应证

（1）对各种发绀型先天性心脏病患者，可确定有无右向左分流及其流量的大小。

（2）对非发绀型由左向右分流的先天性心脏病患者，可观察右心系统有无负性造影区

而协助诊断。

（3）确定超声心动图上曲线及暗区所代表的解剖结构。

（4）帮助确定有无左位上腔静脉永存、右上腔静脉缺如、肺动静脉瘘等。

（5）了解瓣膜情况及估测右心功能、左心室舒张功能。

（6）观察左心腔大小及室壁厚度，探查左向右分流等。

（7）用于手术后复查及追踪，评价手术效果。

（二）相对禁忌证

（1）重度心力衰竭。

（2）重度贫血。

（3）重度发绀。

（4）心血管栓塞史。

（5）冠心病心肌梗死。

二、常用心脏声学造影剂的使用方法及注意事项

心脏声学造影机制在于把能产生大量微气泡的液体注入血管中，使血流中出现与血液声阻抗不同的介质，从而在显示屏上出现增强的云雾状回声反射，其成功的关键是造影剂。

（一）常用的右心声学造影剂

1. 过氧化氢（H_2O_2）

注射用3%过氧化氢0.5～1 mL，静脉注射，随后用10～20 mL生理盐水或5%葡萄糖注射液续注，使过氧化氢及时抵达心脏。

2. 碳酸氢钠维生素C、盐酸或醋酸混合液

5%碳酸氢钠溶液2～10 mL，按（1～2）∶1再在注射器加入5%维生素C 5 mL、1%盐酸0.5～1 mL或5%醋酸1 mL混合，稍加摇动，静脉注射。

（二）常用的左心声学造影剂

理想的左心声学造影剂必须具备以下特点。

（1）绝大部分微泡直径小于红细胞，从静脉注入血管后能通过肺及心肌的微循环。

（2）从静脉注入血管后稳定性高，能保证血管内微泡浓度。

（3）具有类似红细胞在人体内的血流动力学特点。

（4）无生物活性，对人体无毒及不良反应。

氟碳造影剂应用广泛，可能是目前最有前途的声学造影剂之一。氟碳造影剂临床上可用于心内膜边界的检测，同时也可以观察心肌灌注情况，目前已进入我国市场的氟碳造影剂有SonoVue，它的常用方法静脉内推注，通过三通管将两个注射器与静脉通道相通，其中一个注射器内为造影剂，另一个注射器内为5～10 mL生理盐水。将造影剂快速注入后，迅速旋转三通，用另一注射器内生理盐水冲管，保证造影剂快速全部进入血流。

（三）造影剂使用注意事项

所有的左心声学造影剂均能作为右心系统显影之用，右心声学造影剂也可进入左心及冠状动脉内显影，但其直径较大，可能对心肌、脑、肾等重要脏器的微循环造成阻塞，因此目前氟碳造影剂是较常用的造影剂之一。在使用过程中应注意以下事项。

（1）检查药物的澄明度，避免注入含有其他杂质的造影剂。

（2）注意三通开关连接及旋钮指向，避免因液体走向错误而影响观察。

（3）注射速度宜快，应在1~2秒内完成，并立即注射生理盐水，使管内造影剂能迅速进入血管。

（4）两次注射时间间隔应在5分钟以上。注射次数不宜过多，一般在5次以内。

（5）检查时应充分提高仪器的灵敏度，减少抑制与加大增益，使造影剂的回声与心脏相应结构均能显示。

（6）检查过程中应注意患者有无不良反应，如有不适应该立即停止注射。

三、心脏声学造影的临床应用

（一）右心声学造影

1. 检测分流血流

（1）左心系统异常显影。

1）房间隔缺损：造影剂进入右心房的同时或之后的一个心动周期内左心房、二尖瓣、左心室和主动脉内相继出现造影剂强回声反射，即提示房水平右向左分流；如出现部分不显影的低回声区（负性显影区），则提示左向右分流，但负性显影区阳性率不高，可能与左心房、右心房压力阶差不大有关。

2）室间隔缺损：平静条件下，造影剂进入右心显影后，左心室、左心室流出道、主动脉根部相继出现造影剂反射提示室水平右向左分流，它有两种可能：舒张期分流，提示右心室压已达或超过左心室压的2/3，舒张压瞬时超过左心室压；收缩期分流，提示右心室压显著大于左心室压，提示有严重的肺动脉高压。当室水平左向右分流时，可在右心室内出现负性显影区，但其阳性率不高，若呈阳性，则具有重要诊断价值。

3）法洛四联症：静脉注射造影剂后，右心室内造影剂通过骑跨在主动脉的室间隔缺损达左心室，在左心室流出道和主动脉根部显示高浓度的造影剂反射。

4）肺动静脉瘘：造影剂在右心显影后5~8个心动周期，左心房、左心室持续出现较右心造影剂反射细小、亮度高的云雾状颗粒。

5）原发性肺动脉高压：由于不存在心内分流，造影剂始终留在右心系统，直至经肺循环排出，左心系统始终不出现造影剂。

6）冠状静脉窦扩张与永存左位上腔静脉：任何导致右心容量或压力负荷增加的原因均可引起冠状静脉窦扩张。先天性原因最多见于永存左位上腔静脉回流冠状静脉窦。如果永存左位上腔静脉与正常的位于右侧的上腔静脉之间无交通，注入造影剂后，首先在扩张的冠状静脉窦内出现造影剂，后在右心房、右心室内出现造影剂；如果永存左位上腔静脉与正常的位于右侧的上腔静脉之间存在交通，则造影剂首先经过永存左位上腔静脉、冠状静脉窦回流至右心房，同时也通过交通血管进入正常的右侧上腔静脉后回流右心房，因路径较长，右心房内出现造影剂时间晚于冠状静脉窦。

（2）大动脉内异常显影：动脉导管未闭时，若降主动脉内出现收缩期造影剂回声，则提示肺动脉高压的存在。

2. 改善多普勒信号

造影剂的多普勒信号增强作用可提高低速血流的检出率，提高心脏内各瓣膜反流检出的敏感性，避免对反流程度的低估。

3. 测定右心功能

通过测定静脉注射造影剂起始至右心房内出现造影反射的时间（即臂心循环时间）和右心室内造影剂消失的时间（即右心室排空时间），来了解右心功能的变化。

（二）左心声学造影

1. 左侧心腔声学造影

（1）定位左心系统解剖结构，测定左心室心腔大小及室壁厚度，观察心脏占位性病变。

（2）判断心内左向右分流。心内左向右分流在临床上十分常见，但在右心系统声学造影时不易显示，负性造影区有假阳性，存在较大的局限性。左心系统声学造影对这一问题有一定的帮助。因为心内间隔完整时，经左心途径给药后，左心的造影剂不向右分流。如伴有间隔缺损时，依病变部位可见右心系统的相应室腔内出现造影剂。

（3）探查瓣膜关闭不全。

（4）观察肺静脉血流。

2. 心肌声学造影

心肌声学造影（MCE）是近年来发展起来的一项评价心肌灌注的新技术。心肌声学造影指左心系统的微泡进入冠状动脉内达到一定的浓度，可使灌注区心肌回声增强，达到超声强化显影的效果。它具有较高的空间分辨率，在临床上备受国内外学者重视。MCE在心导管检查、心外科手术中的应用逐渐广泛，主要应用范围：在急性心肌梗死早期诊断中应用，在急性胸痛患者危险分层应用，估计侧支循环及判定存活心肌，估测冠状动脉微循环储备能力，用于指导心脏停跳液的输入途径及评价停跳液的分布，指导血管桥的移植部位及评价血管桥的通畅性等。

四、心脏声学造影的局限性及展望

心脏声学造影作为一种新的超声影像技术，一方面其应用领域在不断扩大，为临床诊断和治疗提供越来越高的参考价值；另一方面其安全性、有效性仍在密切监测之中。

（1）尽管动物实验及临床实践证明心脏声学造影是安全可靠的影像技术，但仍存在超声生物效应以及微泡空化效应，临床医师必须密切关注声学造影可能存在的风险，严格遵从造影剂使用说明，掌握声学造影适应证及相关并发症的处理方法。在声学造影过程中密切监护，注意有无心律失常或其他罕见并发症，如过敏反应等。

（2）机械指数是衡量超声安全性的一个重要指标，但这一指标是没有域值的。动物实验中，即使机械指数低也能观察到声学造影引起的生物效应。因此在临床使用过程中应尽可能用低机械指数，同时尽可能减少不必要的超声暴露时间。

（3）静脉注射声学造影与二次谐波成像相结合进行心肌造影是一种判断冠状动脉血流灌注的新技术。虽然大量研究表明此方法是一种评价冠状动脉解剖、生理和心肌灌注简便、易行的诊断方法，但目前仍处于实验研究阶段，只有等到药监部门的正式批准后才能广泛应用于临床。

（4）目前进入我国市场的造影剂售价昂贵，因而也限制了声学造影检查的广泛应用。

（5）声学造影剂靶向诊断与治疗是对比超声发展的一个重要方向，研究前景光明。

（江泽锐）

第三节　感染性心内膜炎

感染性心内膜炎（IE）为细菌等微生物感染所致的心内膜炎症，最常见的致病菌为α溶血性链球菌或草绿色链球菌，以侵犯心脏瓣膜多见。临床特点是发热、心脏杂音多变、脾肿大、贫血、黏膜皮肤瘀点和栓塞现象及周围免疫性病理损害。

感染性心内膜炎从临床表现、病程、并发症和最后转归等方面考虑，可分为急性和亚急性两型。临床上亚急性较急性常见。急性感染性心内膜炎大多数发生于正常心脏，亚急性感染性心内膜炎绝大多数发生于原有心脏瓣膜病或心血管畸形的基础上。

左侧瓣膜所受的血流平均压力高于右侧瓣膜，所以赘生物多发生于主动脉瓣和二尖瓣，肺动脉瓣和三尖瓣较为少见。根据温特力（Venturi）效应，心内膜的病变多发生于血流高速处、高压腔至低压腔处和侧压较低区域，即二尖瓣反流的心房侧，主动脉瓣关闭不全的心室侧，室间隔缺损的右心室侧等。

一、血流动力学

感染性心内膜炎导致二尖瓣发生溃疡或穿孔、腱索或乳头肌软化断裂，将继发严重瓣膜关闭不全。此时，收缩期左心室部分血液通过关闭不全的二尖瓣反流入左心房，造成左心房血流量增加；在舒张期，反流至左心房的血流连同肺静脉回流至左心房的血流一同进入左心室，使左心室前负荷增加，从而导致左心室的扩大。长期的左心室容量负荷过重，可发生左心室功能不全。严重的二尖瓣反流可使左心房和肺静脉压力显著升高，导致肺瘀血甚至肺水肿。主动脉瓣上的赘生物，常致主动脉瓣脱垂和关闭不全，舒张期左心室同时接受二尖瓣口的正常充盈血液和主动脉瓣口的异常反流血液，左心室前负荷增加。急性主动脉瓣关闭不全的患者，由于左心室快速扩张的能力有限，左心室舒张压升高明显，导致左心房压和肺静脉压升高，产生肺水肿。

感染侵袭主动脉窦，形成窦瘤，并可破入右心房、右心室或左心房，造成相应心内异常分流的血流动力学改变。

二、超声诊断要点

（一）定性诊断

1. 二维超声心动图

受损瓣膜上形成团块状、条索状、扁平状或不规则状赘生物，大小不定，直径小的2.0～3.0 mm，大的10.0～20.0 mm。急性期，赘生物为偏低回声，而慢性期或治愈后的赘生物表现为高回声。

2. 彩色多普勒超声心动图

当继发二尖瓣关闭不全或瓣膜穿孔时，收缩期于左心房内可探及源于瓣口或穿孔处的花彩反流束；当继发主动脉瓣关闭不全时，舒张期左心室流出道可探及源于主动脉瓣口的花彩反流束。

（二）定位诊断

1. 主动脉瓣赘生物

感染性心内膜炎时，主动脉瓣是易受累的瓣膜，赘生物多附着于瓣叶常受高速血流冲击的左心室面及主动脉瓣下的左心室流出道（通常起自室间隔的基底部），较大而有活动性的赘生物舒张期可脱入左心室流出道，收缩期脱入主动脉瓣口。

2. 二尖瓣赘生物

感染性心内膜炎时，二尖瓣较常受累，仅次于主动脉瓣。二尖瓣赘生物多数位于左心房面，可活动的赘生物于收缩期进入左心房，舒张期脱入左心室。较大的二尖瓣赘生物可引起类似二尖瓣狭窄甚至梗死的超声改变。

3. 三尖瓣赘生物

三尖瓣较少受累，主要与经静脉注射毒品有关，其超声表现与二尖瓣赘生物相似（图5-11）。

4. 肺动脉瓣赘生物

肺动脉瓣最少被累及。肺动脉瓣心内膜炎通常发生在肺动脉瓣狭窄、动脉导管未闭、法洛四联症及室间隔缺损等先天性心脏病的基础上（图5-12）。

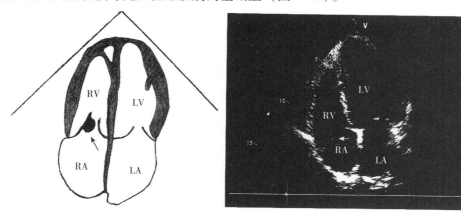

图5-11　非标准切面四腔心探及三尖瓣右心房面高回声赘生物
LA：左心房；LV：左心室；RA：右心房；RV：右心室

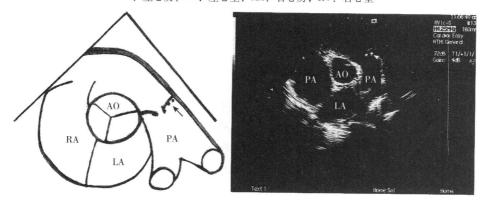

图5-12　大动脉短轴切面探及肺动脉瓣上高回声赘生物
LA：左心房；RA：右心房；AO：主动脉；PA：肺动脉

（三）定量诊断

超声心动图能显示赘生物的形状、大小、回声强度、数目及活动度。经胸超声可以发现直径2 mm大小的赘生物，敏感性为65%～80%，而经食管超声检查可高达95%。检查时要保证图像质量处于最理想状态，利用所有声窗、多个不同切面进行探查。

三、诊断注意

（1）相应的临床表现。如败血症表现；心脏短期内出现杂音，且杂音多变、粗糙；在原来心脏疾病的基础上，出现原因不明发热1周以上伴有心脏杂音改变，伴有或不伴有栓塞和血管损害现象，常见脑栓塞、肺栓塞、肾栓塞及脾栓塞，皮肤出现 Osler 结节、Roth 点及 Janeway 结节等，为超声诊断感染性心内膜炎的必备条件。

（2）临床上出现发热、吸毒、多发肺部感染三联症时，应考虑三尖瓣感染性心内膜炎的可能。大的三尖瓣赘生物需要与右心房肿瘤相鉴别。

（3）主动脉瓣感染性心内膜炎时，要注意是否有二尖瓣瘤的形成。

（4）人工瓣感染性心内膜炎患者大部分伴有心脏脓肿，但经胸超声心动图检出率低，对可疑病例须进行经食管超声心动图检查。

四、鉴别诊断

1. 感染性心内膜炎与风湿性心脏病相鉴别

风湿性心脏病变的瓣膜僵硬，活动受限，而感染性心内膜炎其瓣膜的活动多保持正常，赘生物活动幅度大。结合临床，两者鉴别不难。

2. 瓣膜赘生物与瓣膜黏液变性、心房黏液瘤相鉴别

瓣膜黏液变性病变累及单个瓣膜多见，而心内膜炎常累及多个瓣叶，且为弥漫性病变；心房黏液瘤舒张期可脱入房室瓣口，但黏液瘤有蒂附着在房壁上。

（潘 宁）

第四节 心包炎和心包积液

心包炎与心包积液关系密切，心包积液是心包炎症最重要的表现之一，但并非所有心包炎均有心包积液，少数仅有少量炎性渗出物。反之，心包积液不一定是炎症性，还有非炎症性。心包炎一般分为急性心包炎、慢性心包炎及缩窄性心包炎。心包积液按性质一般分为漏出液性、渗出液性、脓性、乳糜性、血性等。

急性心包炎心包呈急性炎症性病理改变，包括炎性细胞浸润、局部血管扩张、纤维素沉积等。受累心包常有纤维蛋白渗出、纤维素沉积等，表现为心包积液等各种形式。心包炎反复发作，病程较长为慢性心包炎，容易发展为缩窄性心包炎，主要表现为心包增厚、粘连、纤维化和钙化等。部分心包腔消失，壁层及脏层融合或广泛粘连。

一、血流动力学

急性心包炎没有心包积液时，对血流动力学无明显影响，随心包积液量增多，心包腔内压力升高，渐渐地对血流动力学产生影响，主要表现为心房、心室舒张受限，舒张末期压力增高，心室充盈不足，心排出量减少。短时间内出现较多心包积液可引起心包压塞，发生急性心功能衰竭。缩窄性心包炎也主要影响心脏舒张功能，使心腔充盈受限，导致慢性心功能衰竭。

二、超声诊断要点

（一）定性诊断

1. 二维超声心动图

典型缩窄性心包炎可见心包增厚、钙化，尤其以房室瓣环部位为显著，双心房扩大，双心室腔相对缩小，室间隔运动异常，可出现舒张早期"V型切迹"及"弹跳"征，下腔静脉扩张并内径呼吸变异率<50%。超声可以间接反映积液性质，如心包腔内的纤维条索、血块、肿瘤和钙盐沉着等。化脓性和非化脓性心包积液均可见到纤维条索。手术及外伤后，血性心包积液内可见血块（图5-13）。

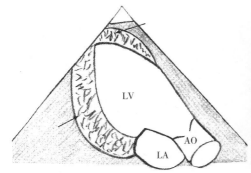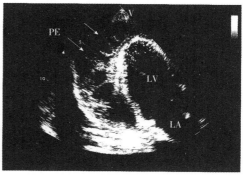

图5-13　左心室流入流出道切面显示心包积液并发纤维条索形成

LA：左心房；LV：左心室；AO：主动脉；PE：心包积液

2. 彩色多普勒超声心动图

急性心包炎及少量心包积液一般对血流动力学不产生影响。较大量心包积液及缩窄性心包炎时，房室瓣口血流速度可增快，吸气时右侧房室瓣口血流增加更明显。

3. 频谱多普勒超声心动图

较大量心包积液可疑心包压塞及缩窄性心包炎时，频谱多普勒可探及较特别的血流频谱：左房室瓣口舒张早期前向血流速度明显增快、EF斜率快速降低、舒张晚期充盈血流明显减少，形成E峰高尖而A峰低平，E/A比值明显增大。吸气时左房室瓣口舒张早期血流峰值速度可减低。二尖瓣E波峰值流速呼吸变异率大于25%，三尖瓣E波峰值呼吸变异率大于40%。组织多普勒可出现舒张早期左心室长轴运动代偿性增强的超声征象，二尖瓣环室间隔位点 e′>8 cm/s 或室间隔位点 e′>侧壁位点 e′。

（二）定量诊断

1. 微量心包积液（小于50.0 mL）

心包腔无回声区宽小于0.5 cm，常见于房室沟附近的左心室后下壁及右心室前壁区域（图5-14）。

2. 少量心包积液（50～200 mL）

心包腔无回声区宽在1.0 cm以内，局限于左心室后下壁区域（图5-15）。

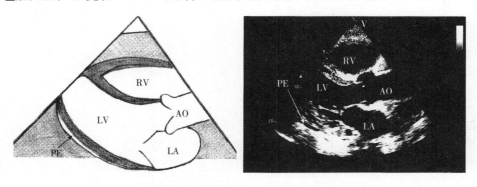

图5-14　左心室长轴切面显示左心室后方微量心包积液

LA：左心房；RV：右心室；LV：左心室；AO：主动脉；PE：心包积液

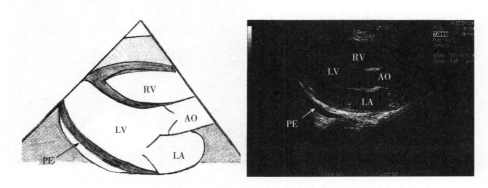

图5-15　左心室长轴切面显示左心室后方少量心包积液

LA：左心房；RV：右心室；LV：左心室；AO：主动脉；PE：心包积液

3. 中量心包积液（200～500 mL）

心包腔无回声区宽1.0～2.0 cm，主要局限于左心室后下壁区域，可存在于心尖区和前侧壁，左心房后方一般无积液征（图5-16）。

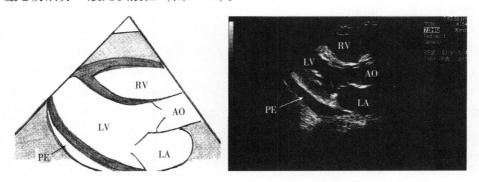

图5-16　左心室长轴切面显示左室后方中等量心包积液

LA：左心房；RV：右心室；LV：左心室；AO：主动脉；PE：心包积液

4. 大量心包积液（大于 500 mL）

心包腔无回声区宽大于 2.0 cm，包绕整个心脏，可出现心脏摆动征（图 5-17）。

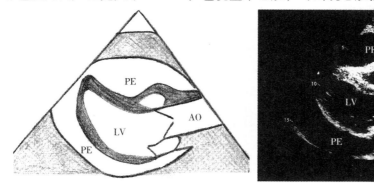

图 5-17　左心室短轴切面显示心包大量积液

LV：左心室；AO：主动脉；PE：心包积液

三、诊断注意

（1）小儿心前区胸腺及老年人和肥胖者心外膜脂肪，在超声心动图上表现为低无回声区，应避免误诊为心包积液。

（2）大量心包积液或急性少量心包积液伴呼吸困难时，应注意有无心包压塞征象，如右心室舒张早期塌陷、心房塌陷、吸气时右房室瓣血流速度异常增高等。

（3）急性血性心包积液时，应注意有无外伤性心脏破裂、主动脉夹层破入心包等情况，彩色多普勒有助于诊断。

（4）超声引导心包积液穿刺已广泛应用于临床，应注意选择最适宜的穿刺途径及进针深度。

四、鉴别诊断

1. 限制型心肌病

限制型心肌病的病理生理表现类似缩窄性心包炎，双心房扩大，心室舒张受限。但限制型心肌病属于心肌病变，无心包增厚及回声增强。结合组织多普勒较易鉴别。

2. 胸腔积液

胸腔积液与极大量心包积液较容易混淆，仔细观察胸骨旁左心室长轴切面的降主动脉位置有助于鉴别，若液性暗区位于降主动脉后方，则为胸腔积液。

（潘　宁）

第六章

胃肠道超声诊断

第一节 胃肠道超声检查方法及正常声像图

一、胃肠道超声检查方法

（一）检查前准备

（1）检查前日晚餐进清淡易消化饮食，忌食产气食品。当日检查前禁食。

（2）胃超声检查前让患者饮水 500～600 mL，必要时可饮 1000 mL，排除胃内气体，形成良好的超声透声窗。

（3）胃内有大量潴留物时，应先进行洗胃。

（4）如患者已做胃肠道钡餐造影或胃镜检查时，建议次日再进行超声检查。

（5）超声检查肠道前日应常规进行清洁洗肠。

（6）大肠检查时，当日必要时可同时行温生理盐水 1000～2000 mL 灌肠。

（7）怀疑胃肠道穿孔或梗阻患者禁止使用口服胃造影剂。

（二）超声检查方法

1. 胃口服造影剂

（1）均质无回声类：最常用水。操作简单方便，但无回声与胃壁的低回声病变反差小，不利于小病变的检出，而且胃排空较快。

（2）均质等回声类：如胃窗－85 超声显像剂。均质等回声能提高胃壁低回声病变的检出率，而且排空时间相对长。

（3）混合回声类：如海螵蛸混悬液、汽水、双氧水等。但敏感度低，很少使用。

2. 患者体位

一般采用仰卧位和右侧卧位，必要时可采用坐位或半坐位。经直肠检查时，需用腔内探头经肛门插入，患者取胸膝卧位。

3. 胃的扫查方法

根据胃的各部位按顺序，依次从食管下段贲门、胃底、胃体、胃角、胃窦到幽门和十二指肠球部进行缓慢、连续的扫查，同时可以配合体位的改变，从而得到满意的图像。

（1）横向扫查：从剑突下至脐上，由上向下顺序连续进行横切面扫查，依次可观察到胃底部、胃体、胃大弯、胃窦部和胃角。

（2）纵向及斜向扫查：于剑突下平行于胃体长轴，从左至右进行连续纵向扫查，依次可观察到胃大弯、胃体长轴、胃小弯；沿左季肋扫查，可观察到食管下段贲门长轴。探头向左上方偏移可观察到胃底部。在胃角的横切面顺时针旋转探头约60°斜向扫查，可观察到胃窦的长轴。

（3）扫查时应注意观察内容：①胃腔充盈情况、胃腔整体和各断面形态，有无胃腔的狭窄；②胃壁，有无限局性增厚，胃壁层次结构是否清晰，连续性是否完整；③胃腔内容物排空情况及胃蠕动方向和强度；④发现可疑病灶时应以其为中心行多切面扫查，详细了解病灶浸润范围、深度、胃壁僵直度及周围情况；⑤疑似胃癌时应检查肿瘤与邻近脏器关系，肝脏、腹膜后淋巴结及腹腔内有无转移等。

4. 十二指肠及空、回肠的扫查方法

（1）十二指肠：十二指肠分球部、降部、水平部和升部四部分。在显示胃窦长轴切面后探头右移可观察到球部，再依次向下、向左作纵向和横向扫查，可观察到降部、水平部和升部。

（2）空、回肠：由于其范围广，走行无规律，可在整个腹腔内行纵向、横向及斜切面相结合的"交叉式""拉网式"扫查。

5. 大肠的扫查方法

一般可分为经腹壁、盐水灌肠经腹壁和经直肠扫查3种方法。

（1）经腹壁扫查：右肋弓下扫查，于肝右叶下方、右肾上，可观察到结肠肝曲，探头沿右侧腹向下扫查，可观察到升结肠。左肋弓下扫查可显示脾和左肾，其内侧为结肠脾曲，探头沿左侧腹向下扫查，可观察到降结肠；从结肠肝曲到脾曲作横向扫查，可观察到横结肠。从体表探测直肠病变，可适当充盈膀胱，在耻骨上进行矢状面和横断面扫查，于前列腺、精囊或子宫、阴道的背侧可看到直肠。

（2）盐水灌肠经腹壁扫查：先经肛门插入 Foley 导尿管，将气囊充气，在超声监视下以均匀速度注入温度为37~40℃的生理盐水。与此同时，经腹部进行扫查。检查顺序一般从直肠→乙状结肠→降结肠→结肠脾曲→横结肠→结肠肝曲→升结肠→回盲肠。注水量应考虑到患者的耐受力和充分显示病变。

（3）经直肠扫查：用直肠专用探头或腔内探头置入肛门作360°旋转扫查。

二、正常胃肠道声像图

1. 正常胃声像图

空腹时胃腔内可见气体强回声，随胃蠕动发生变化，胃壁呈低回声，厚薄均匀，边缘完整。饮水后胃腔充盈扩大，呈液体回声伴小气泡漂浮，胃壁层次结构显示清晰。

（1）食管下段—贲门部：探头沿左季肋缘向外上扫查，在肝左外叶脏面、腹主动脉前方可见倒置漏斗状图像（即食管下段—贲门长轴切面图），中心为管腔内气体高回声，前后两条线状弱回声为前后壁肌层，外侧高回声为浆膜，其上端呈尖端向后上的鸟喙状结构。将探头旋转90°，可在肝左外叶脏面与腹主动脉间看到靶环状图像（即食管下段—贲门短轴切面图）。

（2）胃底：在食管下段—贲门长轴切面图，探头沿左肋弓向左上腹纵行扫查，肝左外叶脏面有含液胃腔，呈椭圆形，后上方与左侧膈肌紧贴，下前方与胃体上部相连，左侧与脾脏相邻。

（3）胃体：平行于胃长轴作纵向扫查，可显示胃体长轴；沿胃长轴垂直扫查，可显示胃体的短轴，从而观察胃的前后壁和胃大弯、胃小弯。

（4）胃窦部：胃体短轴切面向下扫查，可见左、右两个分离的圆形或椭圆形液性无回声区，右侧图像为胃窦部短轴切面，左侧图像为胃体。探头下移，两个无回声区相靠近呈类"∞"形，相交处胃壁为胃角。右肋弓下扫查，可显示胃窦长轴切面。

2. 正常肠管声像图

（1）十二指肠声像图特征：十二指肠位置固定，球部位于胆囊内下方、胰头的右前方。幽门开放时可见液体充盈，呈长锥状含液结构，与胆囊长轴平行。球部远端与降部相连，降部远端向左侧与水平部相连，形成"C"形环绕胰头。

（2）肠管回声有3种表现：①进食后充盈状态，肠管内充满混有气体的肠内容物，形成杂乱的回声反射，后方有声影，大量游离气体可形成强回声，并有多重反射；②空腹状态，周边肠壁呈低回声，中心肠腔内可见气体强回声反射；③肠积液状态，肠管内有大量液体时，表现为管状无回声，肠壁五层结构清晰可见，并可见呈"鱼刺征"样排列的小肠黏膜皱襞或结肠袋。

（高　娜）

第二节　先天性肥厚性幽门狭窄

先天性肥厚性幽门狭窄（CHPS）是婴儿时期原因不明的胃幽门肌层肥厚、幽门管狭窄，造成胃幽门不全性梗阻的外科疾病。见于新生儿，发病率约为1/1000，以男婴多见。目前关于其病因有几种假说：先天性肌层发育异常，神经发育异常，遗传或内分泌因素的影响等。

一、病理

病理改变主要是幽门环肌肥厚，幽门增大呈橄榄形，幽门管变窄并增长，胃蠕动增强，幽门管部分突入十二指肠球部，形成"宫颈样"改变。

二、临床表现

临床症状主要是呕吐。患儿在出生后3周左右开始呕吐，呈喷射状，进行性加重，呕吐物为食物，不含胆汁。多数患儿右上腹可触及橄榄形肿物。患儿表现为消瘦，体重无明显增加或反而减轻。

三、超声表现

（1）胃幽门部胃壁呈对称性环状增厚，以肌层低回声增厚为主。纵切面呈"梭形"或"宫颈征"，横切面似"靶环征"（图6-1）。

（2）增厚胃壁厚度≥0.4 cm，长度≥2.0 cm，前后径≥1.5 cm。

（3）幽门管腔明显变窄，胃内容物通过受阻，胃体腔可扩张，内见较多的潴留物回声。

胃幽门部可见逆蠕动。

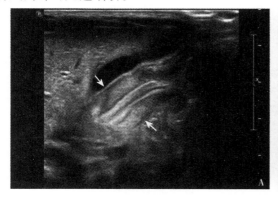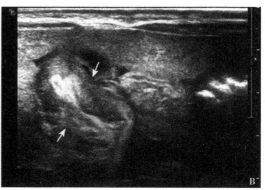

图6-1 先天性肥厚性幽门狭窄（箭头所示增厚的幽门壁肌层）
A. 胃幽门长轴图像，呈"宫颈征"；**B.** 胃幽门短轴图像，呈"靶环征"

四、鉴别诊断

新生儿胃幽门部肌层增厚伴喷射状呕吐即可做出正确诊断。

1. 先天性十二指肠梗阻

先天性十二指肠梗阻也可引起胃腔的扩张，但无幽门壁增厚及管腔狭窄的超声表现，一般不难鉴别。

2. 幽门痉挛

幽门痉挛时会出现一过性胃幽门部肥厚、幽门管增长，动态观察可以帮助鉴别。

（高 娜）

第三节 胃溃疡

一、临床特征

胃溃疡是以胃内形成慢性圆形的溃疡为特征，常位于胃小弯，越近幽门越多见，常为单发，少数可多发，也可累及十二指肠发生复合性溃疡。溃疡呈圆形或椭圆形，深浅不一，可仅限于黏膜，深者也可贯穿全层。壁陡直或倾斜，边缘略高于周围黏膜，底光滑，有时可有纤维膜覆盖。临床表现上腹痛，呈反复周期性及长期性，多为烧灼性，并与饮食有关。可伴有恶心、呕吐、反酸、便秘等消化道症状。

二、超声表现

（1）胃或幽门管局限性增厚，厚度常 < 1.5 cm，范围 < 5 cm。其黏膜面局限性中断，出现凹陷，凹陷处胃壁厚度变薄，除凹陷处局部层次消失外，其余胃壁层次清晰，周围胃壁略增厚。

（2）增厚的胃壁回声低，部分可呈高回声。

（3）凹陷形态规整，边缘对称略高出周围，底部光滑，可见附着物强回声。

（4）多普勒超声溃疡周围增厚的胃壁血流可有增多，测及动静脉频谱。

（5）各种类型溃疡超声特征如下。

1）浅表性溃疡：病变处黏膜局灶性轻微增厚，黏膜粗糙不平整或凹陷不明显，黏膜表面呈斑点状强回声，不随蠕动消失（图6-2）。

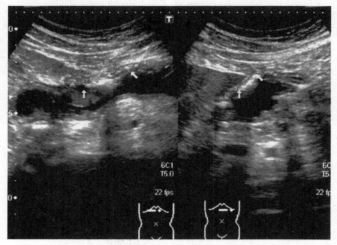

图6-2　浅表性溃疡灰阶图

箭头所指处黏膜略增厚，表层粗糙不平整，见强回声斑块附着

2）慢性溃疡：黏膜略增厚，回声较高，凹陷规则平滑，边缘不隆起（图6-3）。

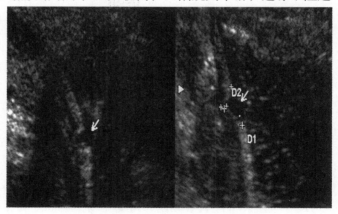

图6-3　慢性溃疡灰阶图

胃壁轻微增厚，回声增高，黏膜浅表凹陷呈圆形，底部光整，边缘无明显隆起

3）活动性溃疡：病变胃壁明显增厚，内部回声为低等至中等回声，黏膜凹陷深大，凹陷口直径＞凹陷底直径，凹陷较规则（图6-4）。

4）愈合性溃疡：病变管壁轻度增厚，黏膜凹陷直径＜0.5 cm，凹陷形态呈裂隙状或条索状，表面强回声斑块较少。

5）较大溃疡：胃壁凹陷可突出胃壁，底部变薄向外凸出，周缘可显示"黏膜纠集征"（图6-5）。

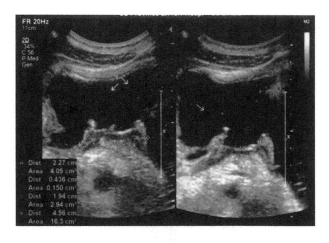

图 6-4　活动性溃疡灰阶图

胃壁增厚明显，回声减低，黏膜凹陷深大，口径＞底径

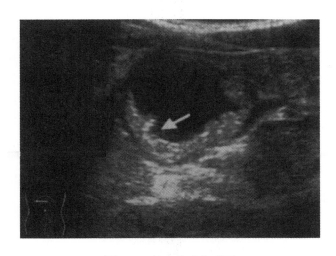

图 6-5　较大溃疡灰阶图

黏膜凹陷宽大，底部规则，边缘突出胃壁，底部见高斑块，回声增粗，分布不均，层次结构存在

6）多发性溃疡：出现 2 处以上病变，壁厚，黏膜凹陷，互不相连。

7）溃疡穿孔：穿孔局部胃壁明显增厚，呈元宝形或梭形低回声，中央可见全层回声中断，并见气体强回声贯穿腔内外，直径多＜5 mm，胃周围可见气体强回声包绕，肝前和膈下可见游离气体强回声。

三、鉴别诊断

1. 胃溃疡与溃疡型胃癌鉴别

胃溃疡缺损较小，凹陷规则，底部可见高回声斑块，周围胃壁层次清晰；胃癌溃疡缺损较大，形态不规则，边缘隆起明显，底部无高回声斑块，周围胃壁增厚，结构部分或全部消失（图 6-6）。与其他胃壁溃疡较难鉴别，如血吸虫溃疡、结核性溃疡、溃疡性肉瘤、类癌溃疡等。

2. 浅表型溃疡与糜烂性胃炎鉴别

浅表型溃疡病变范围较小，周围胃壁正常；糜烂性胃炎则病变范围较广，周围胃壁增厚（图6-7）。

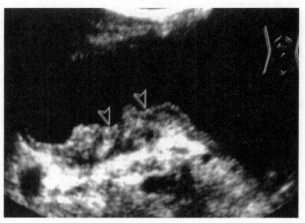

图6-6 溃疡型胃癌灰阶图

箭头所指胃内壁凹陷，边缘隆起，局部增厚，结构消失，回声不均

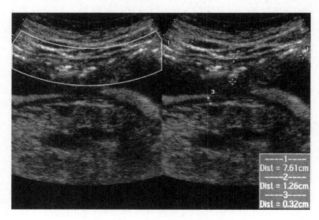

图6-7 糜烂性胃炎灰阶图和血流图

前壁较大范围黏膜增厚，回声不均，表面不光整，血流略增多

3. 胃穿孔型溃疡的良、恶性鉴别

主要注意观察病灶穿孔处的形态、大小及气体强回声形态。胃溃疡一般穿孔直径较小，多 <5 mm，孔道规则，贯穿的气体呈细线或细带状，边缘整齐；而癌性溃疡穿孔直径较大，边缘形态不规则，孔道及贯穿气体粗大不规则。

四、检查技巧

胃溃疡空腹状态检查较难发现病灶，胃超声造影不难发现病灶。寻找穿孔部位，应重点扫查固定疼痛部位，观察胃壁回声有无中断和气体贯穿全层，观察胃周、肝前及膈下，一定会发现有价值的声像图表现。

（刘　蓓）

第四节　胃壁其他疾病

一、胃底静脉曲张

（一）临床特征

主要见于门静脉高压症。常并发曲张静脉破裂出血。临床表现为相关的肝硬化和门静脉高压表现。

（二）超声表现

（1）贲门及胃底壁增厚，局部可见蜂窝状或迂曲的囊性暗区，改变扫查方向可见暗区贯通，CDFI 显示双色血流，测及静脉频谱（图6-8）。

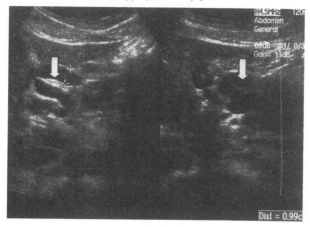

图6-8　胃底静脉曲张灰阶图

箭头所指为胃底纵切与横切，显示胃底周围蜂窝状和迂曲的液性暗区，直径最宽达 0.99 cm

（2）充盈胃腔可显示黏膜下葡萄状或迂曲的无回声暗区。

（3）有肝硬化和门静脉高压声像图征象。

（4）多普勒超声：贲门胃底蜂窝状暗区均显示暗淡的血流，测及连续性静脉频谱流速减低。

二、胃石症

（一）临床特征

胃石症是指胃内部分消化或完全不能消化的异物与胃液结合形成结石的病态。胃石大多位于胃内，也可在消化道其他部位发现。临床大部分无明显症状。当胃石引起消化道部分或完全梗阻时出现恶心、呕吐、食欲减退、上腹饱胀等。胃石压迫黏膜可导致黏膜糜烂形成溃疡。甚至可发生穿孔，呈腹膜炎症状。

（二）超声表现

（1）胃腔内或其他消化道腔内出现弧形或带状强回声团块，形态稳定，后方伴有宽大声影（图6-9）。

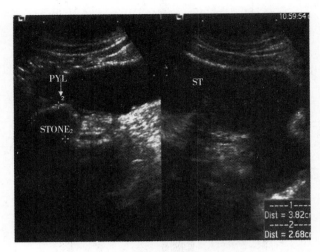

图6-9 十二指肠胃石灰阶图

胃泡扩张，内有大量内容物，十二指肠球部扩张，腔内见4.0 cm×2.6 cm椭圆
形强回声团，伴有宽大声影，不随蠕动波发生位置移动

（2）饮水充盈后强回声团多沉于液体下方，并随体位改变而移动。

（3）彩色多普勒状态强回声可显示多彩噪声。

三、胃黏膜脱垂

（一）临床特征

胃黏膜脱垂是指胃蠕动时，异常松弛的胃窦黏膜通过幽门管突入十二指肠球部，舒张时，黏膜退回胃窦。分为原发性和继发性，前者如高度活动的胃皱襞及先天性皱襞肥大；后者可由胃炎、溃疡黏膜下层水肿引起。临床表现上腹痛、出血以及幽门梗阻症状。

（二）超声表现

（1）胃窦部黏膜明显增粗肥厚，呈多层重叠隆起，多<1.0 cm，层次清晰，蠕动亢进，出现海浪样运动，甚者可观察到蠕动波收缩时隆起的胃黏膜随蠕动向幽门管移动突入十二指肠球部，蠕动消失舒张时又回缩到胃窦部（图6-10）。

（2）幽门管增宽，黏膜水肿。

（3）伴有溃疡可显示凹陷黏膜不光整，表面有片状强回声。

（三）鉴别诊断

1. 与胃黏膜肥大症鉴别

黏膜肥大为胃底及胃体部黏膜呈丘状隆起，蠕动波正常，较容易识别。

2. 与胃息肉鉴别

息肉隆起病变仅限于黏膜层，黏膜下层和肌层回声良好，息肉蒂部较长时，可随胃蠕动进入幽门管或十二指肠球部，但胃壁其他结构层次无移动，其形态规则。

3. 与幽门肥大鉴别

细致观察突入结构的起源部位及其独特特征变化，不难做出准确判断。

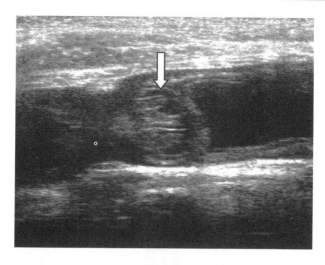

图 6-10 胃黏膜舒张时脱垂灰阶图

箭头所指为舒张时随逆蠕动波脱垂黏膜回纳胃窦腔内

（四）检查技巧

要保持胃部充盈，重点观察胃部隆起的病灶是否为胃壁五层结构，观察隆起部位的起源部位和动态活动情况，不难鉴别。

四、胃撕裂伤

（一）临床特征

常见激烈呕吐或于进硬性食物后发生，临床表现突发性疼痛，伴有血性呕吐物或黑便。

（二）超声表现

胃内壁回声不连续，呈现裂隙回声，大小形态不一，断端呈游离状，边缘光整或不规则，回声略增强，局部血流略增多（图 6-11）。

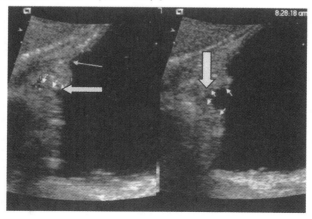

图 6-11 贲门撕裂伤灰阶图

小箭头所指为贲门，小箭头所指"V"字形为贲门撕裂处的缺损暗区，约 1.4 cm×1.0 cm×0.5 cm，裂隙残端边缘较规则，回声稍增强

五、胃黏膜巨大肥厚症

（一）临床特点

胃黏膜巨大肥厚症是一种较少见的胃黏膜过度增生性疾病，发病部位在胃底、胃体，很少累及胃窦部。

（二）超声表现

胃底、胃体黏膜层明显增厚，黏膜皱襞肥大、增多、走行迂曲。黏膜实质为低回声，内有多发性小囊肿样结构，为黏膜腺体过度分泌所致的潴留性囊肿，一般胃蠕动无异常变化（图6-12）。

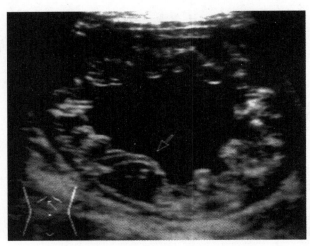

图 6-12 胃黏膜巨大肥厚症灰阶图

胃底黏膜层肥大增厚、密集，表面呈波浪样隆起，壁内多发性小的无回声暗区

（刘　蓓）

第七章

肝脏超声诊断

第一节 肝脏超声检查方法及正常超声声像图

一、检查方法

需禁食禁水 8 小时以上，尤以晨间空腹检查为宜。最好在检查前先做病毒学检查，以便对传染性肝炎患者采取相应的隔离措施。

1. 患者体位

（1）仰卧位：为常规体位。患者仰卧，平稳呼吸，必要时双手上举置于头侧枕上，以使肋间距离加宽，便于探头置入。

（2）左侧卧位：患者向左侧卧，以检查肝右后叶病变。

（3）右前斜位：患者面向左转体45°。从右腋中线至腋后线各肋间检查。超声引导下穿刺或治疗时常用此体位。

2. 检查步骤

自各肋间、肋缘下及剑突下有规律地、完整地进行斜向、纵向、横向扫查。检查时，探头应置于探测区并连续滑动，在每个扫查面应将探头作最大范围的弧形转动，以便连续、广泛地对肝内结构进行观察。在肋间斜切扫查时，应嘱患者缓慢深呼吸，特别是肝上缘近横膈区。

二、正常超声声像图

1. 正常肝切面声像图

（1）右肋间斜切面：显示肝、肺分界，肝实质结构，肝内管道结构至肝、肾交界面。经门静脉右前支和胆囊颈部的斜断面主要显示肝右前叶，可同时显示门静脉右前支及胆囊体、颈部，门静脉的血流为向肝方向，通常显示为红色。

（2）右肋缘下及剑突下斜切面：显示肝全貌，第一肝门、第二肝门及管道的走行、分支。在第一肝门，门静脉右支主干向右稍后，左支横部向左前转而向前成矢状部（图7-1）。经第二肝门斜断面能同时获得肝右静脉的全长纵断面和肝中静脉主干的大部分，有时还可同时显示左、中、右三支肝静脉（图7-2）。

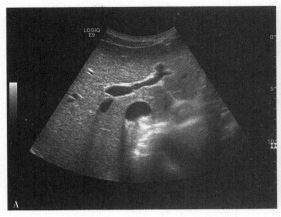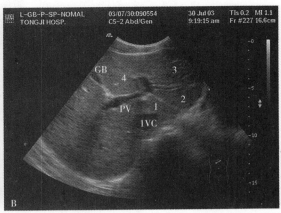

图 7-1 右肋缘下及剑突下经第一肝门斜切面

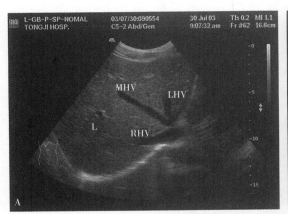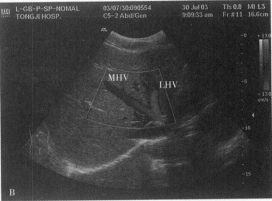

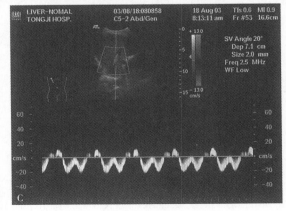

图 7-2 右肋缘下第二肝门斜切面

（3）剑突下纵断面：正中线左侧约 1 cm 为经腹主动脉的纵断面，可显示肝左外叶纵断面、腹主动脉、肠系膜上动脉长轴（图 7-3）、胰体横断面、脾静脉和左肾静脉断面。正中线右侧 1.5 ～ 2 cm，为经下腔静脉纵断面，可显示肝左内叶纵断面、下腔静脉长轴（图 7-4）。

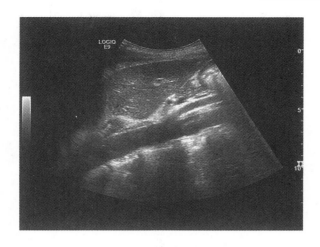

图7-3　经腹主动脉肝左叶矢状切面

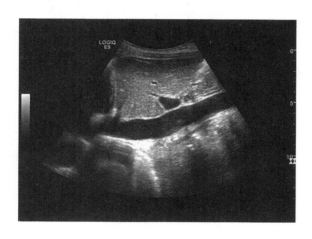

图7-4　经下腔静脉肝左叶矢状切面

（4）冠状面：显示肝右叶的冠状断面，下腔静脉肝段，膈肌上下病变及肝、肾关系。

2. 常用径线正常值

（1）肝右叶最大斜径：以肝右静脉和肝中静脉汇入下腔静脉的右肋缘下肝斜切面为标准测量切面。正常参考值：成年人12~14 cm。

（2）肝左叶厚度和长径：以通过腹主动脉的肝左叶矢状纵切面为标准面，向上尽可能显示膈肌。正常参考值：肝左叶厚径不超过6 cm，肝左叶长径不超过9 cm。

（3）门静脉及胆总管的宽度。

1）量标准切面：以右侧第7肋间斜断面（图7-5）为标准测量切面，胆总管要求尽量显示其全长至胰头后方。

2）量位置：门静脉测量要求在距第一肝门1~2 cm处测量其宽度，胆总管测量要求在其全长之最宽处测量。

3）正常参考值：门静脉主干宽度（内径）为1.0~1.3 cm，胆总管宽度（内径）为0.6~0.8 cm。

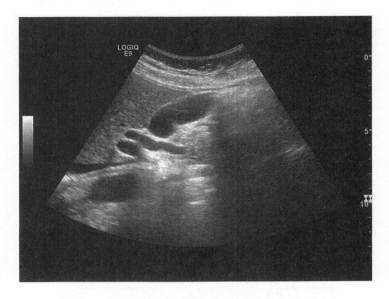

图 7-5　右侧第 7 肋间斜断面

（陈　斌）

第二节　肝实质性占位性病变

一、原发性肝细胞癌

（一）超声表现

1. 二维超声及彩色多普勒

（1）巨块型：单个结节直径一般在 10 cm 以上，周边可见卫星灶，肝轮廓局限性向外隆起，多呈高回声，呈分叶状，边缘多清晰，内部回声不均，周围大血管受压移位。肿块发生液化坏死时可见形态不规则的无回声区。CDFI 显示肿块周边及内部可见滋养血管，血管走行异常、迂曲（图 7-6）。

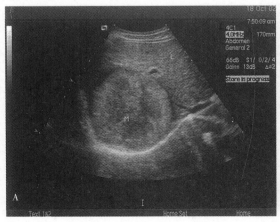

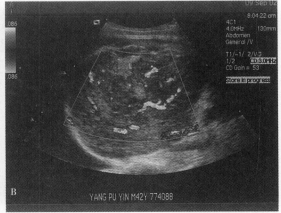

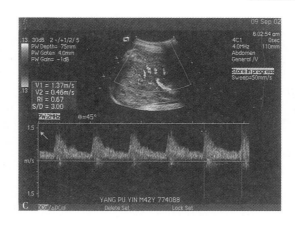

图7-6　原发性肝细胞癌（巨块型）

A. 二维超声，高回声，边界清；B. 肿块内及周边血流信号丰富；C. 频谱多普勒，高速高阻

（2）结节型：可为单个结节或多个结节，大小不一，高回声、等回声及低回声结节均可见，高回声及等回声结节周边常伴声晕，低回声型后方回声可稍增强（图7-7）。

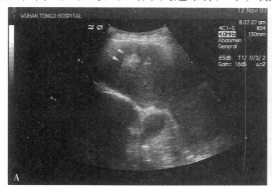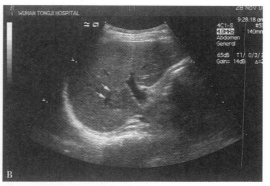

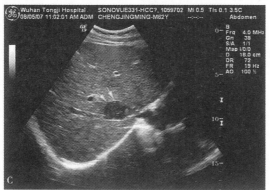

图7-7　原发性肝细胞癌（结节型）

A. 高回声型；B. 等回声型；C. 低回声型

（3）弥漫型：最少见，在肝硬化基础上发生，肝形态呈肝硬化表现，体积不缩小或增大，内可见弥漫分布的低回声结节，边界不清晰，常伴有门静脉、肝静脉或下腔静脉癌栓。CDFI示肝内动脉血流信号增多、迂曲，癌栓处血流充盈缺损，动静脉瘘形成后门静脉内可

见高速搏动的血流信号（图7-8）。

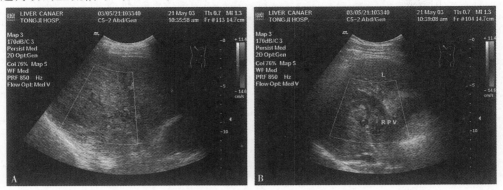

图7-8　原发性肝细胞癌（弥漫型）

A. 肝内动脉血流信号增多；B. 门静脉癌栓处血流充盈缺损

2. 超声造影

动脉相呈均匀或不均匀高增强，门脉相呈等增强或低增强，延迟相呈低增强，即典型的"快进快出"（图7-9）。

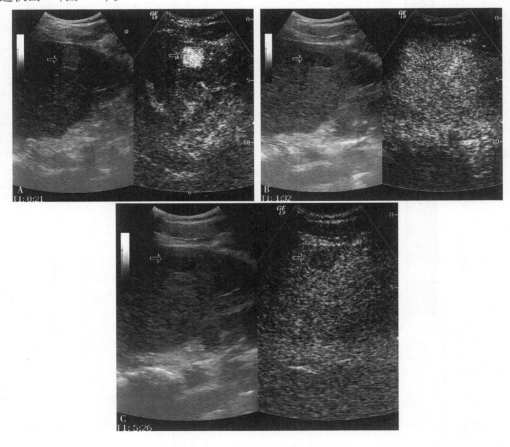

图7-9　原发性肝细胞癌超声造影

A. 动脉相，高增强；B. 门脉相，等增强；C. 延迟相，低增强

（二）诊断注意

肝内结节为直接征象，肝内血管及胆管受压移位、门静脉、肝静脉内癌栓、动静脉瘘形成为间接征象，对诊断肝癌有重要意义。极少数病灶造影表现不典型，门静脉相及延迟相呈等增强，即"快进慢出"。近膈区结节易漏诊，突出于肝表面的结节易与肝外占位混淆，通过呼吸可见结节与肝同步运动来鉴别。

二、肝胆管细胞癌

（一）超声表现

1. 二维超声及彩色多普勒

早期肝形态无明显改变，结节可呈高回声、等回声及低回声，边界不清晰，大多无声晕，无胆管扩张。CDFI 显示多为乏血供，多数内部无明显血流信号或有少许血流信号（图 7-10）。

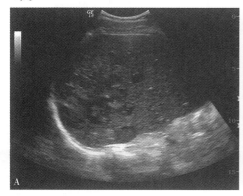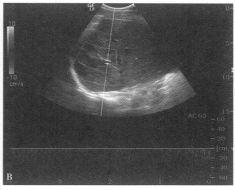

图 7-10　肝胆管细胞癌
A. 边界不清晰的不均匀回声；B. 内见少许血流信号

2. 超声造影

动脉相早期大部分表现为高增强，增强方式可以不同，可表现完全增强或病灶周边不规则环状增强，在门脉相晚期及延迟相表现为低增强（图 7-11）。

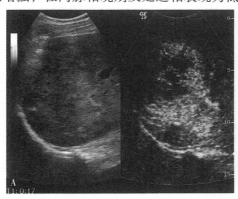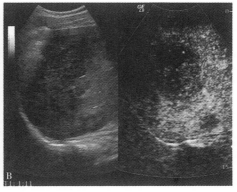

图 7-11

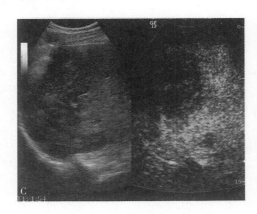

图 7-11　肝胆管细胞癌超声造影

A. 动脉相，稍高增强；B. 门脉相，低增强；C. 延迟相，低增强

（二）诊断注意

肝门部可见肿大淋巴结，肝胆管细胞性肝癌通常不引起胆管扩张。

三、转移性肝癌

（一）超声表现

1. 二维超声及彩色多普勒

肝内可见多个大小不一的结节，转移性结节回声表现与原发病灶相似，可呈强回声、高回声、等回声、低回声（图 7-12），部分转移结节可表现为"牛眼征"或"靶环征"。CDFI显示结节多为乏血供，多数内部无明显血流信号。

2. 超声造影

主要有两种表现：①动脉相周边强化，呈厚环状或"面包圈"样，内部无明显强化，门脉相及延迟相整体无增强，呈"黑洞征"；②与原发性肝细胞癌的造影表现相似，即"快进快出"（图 7-13）。

（二）诊断注意

转移性肝癌声像图表现多样，与原发灶声像图表现相似。应对肿瘤患者肝内新近发现的囊实混合性病灶提高警惕。

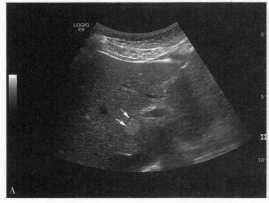
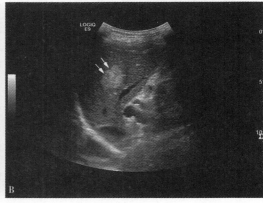

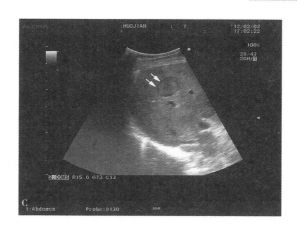

图 7-12　转移性肝癌

A、B. 高回声型；C. 低回声型

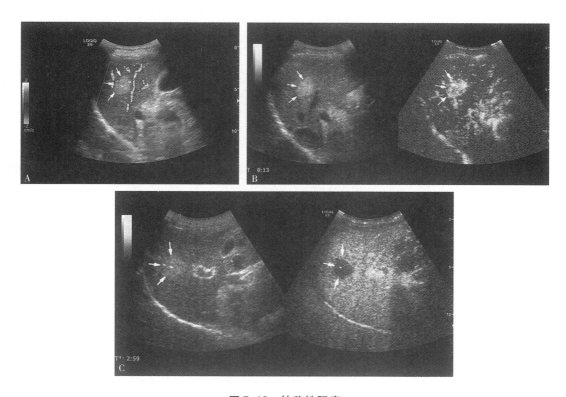

图 7-13　转移性肝癌

A. 高回声，内无明显血流信号；B. 动脉相，整体高增强；C. 延迟相，低增强

四、肝内少见恶性肿瘤

（一）肝母细胞瘤

1. 超声表现

少见，主要发生于婴幼儿，多为单个，多发生于右叶，体积巨大，呈卵圆形或分叶状，

内部回声强弱不一，边界清晰。CDFI 显示内部可见分支状的动脉血流信号。

2. 诊断注意

婴幼儿肝内巨大肿块应考虑肝母细胞瘤，肿瘤内部发现钙化灶可帮助诊断。

（二）类癌

1. 超声表现

最常见于胃肠道，肝的类癌以转移性多见，原发性罕见，多为不均匀高回声，内含多个不规则无回声，呈混合回声，边界清。CDFI 显示实性部分内可见分支状的动脉血流信号。超声造影实性部分呈类似于原发性肝癌的表现，即为动脉相高增强，门脉相及延迟相低增强；囊性部分无造影剂填充（图7-14）。

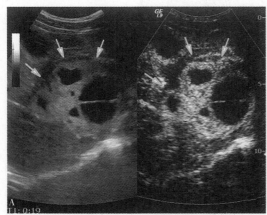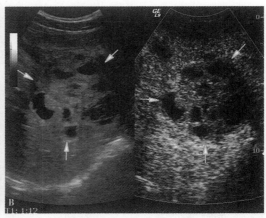

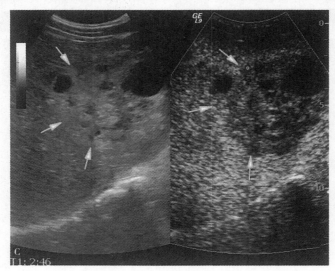

图7-14　肝类癌

A. 动脉相，实性部分呈高增强，无回声区无增强；B. 门脉相，增强部分呈略低增强；C. 延迟相，增强部分呈低增强

2. 诊断注意

与囊腺癌难以鉴别，结合胃肠道或其他部位的类癌病史可考虑本病。

五、肝血管瘤

（一）超声表现

1. 二维超声及彩色多普勒

（1）毛细血管瘤：常较小，直径一般在 1~3 cm，多数呈高回声，边界清晰，内部回声呈网格状，少数呈低回声，与周围肝组织间有细线状高回声分隔（图 7-15）。CDFI 显示较大血管瘤或低回声型血管瘤内可见血流信号。

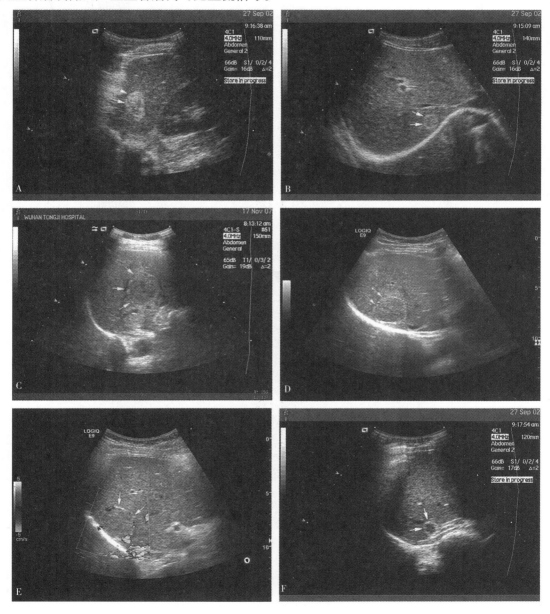

图 7-15　毛细血管瘤

A、B. 高回声型；C、D、E. 等回声型；F. 低回声型

（2）海绵状血管瘤：多为单发性，体积较大，形状不规则，与周围界限可不清晰，内部回声强弱不一，呈蜂窝状，内部可出现钙化及血栓，后方回声不增强。CDFI 显示内部及周边可见短线状或分支状血流信号。

2. 超声造影

动脉相周边强化，可呈环状高增强或结节状增强，继而周边强化灶融合，向中央逐渐填充，门脉相及延迟相继续填充，填充完全呈高增强或等增强（图 7-16），或中央可有始终未增强区域。

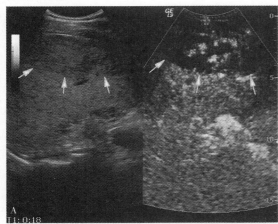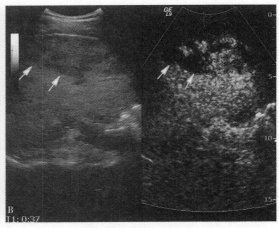

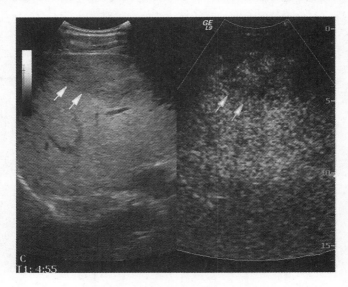

图 7-16　肝血管瘤造影声像图

A. 动脉相，周边可见强化灶；B. 门脉相，周边强化灶融合，向中央逐渐填充；C. 延迟相，填充完全呈等增强

（二）诊断注意

小肝血管瘤有时不易与小肝癌鉴别，但血管瘤内部回声呈网格状，边缘可见线状高回声包膜可资鉴别。

六、肝局灶性结节性增生

（一）超声表现

1. 二维超声及彩色多普勒

好发于近肝边缘处，单个或数个，可呈高回声、等回声及低回声，边界清晰或不清晰，少数内可见中心瘢痕。CDFI 显示结节中心的离心性血流或放射状血流（图 7-17）。

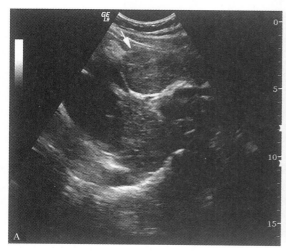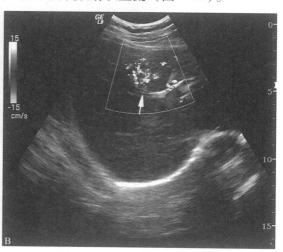

图 7-17　肝局灶性结节性增生

A. 二维：等回声，边界清晰；B. 结节内可见放射状血流信号

2. 超声造影

动脉相早期自中央向周边呈放射状增强，随即病灶其他部位迅速均匀增强，门脉相及延迟相呈高增强或等增强，少数典型病例可见中央未增强的瘢痕组织（图 7-18）。

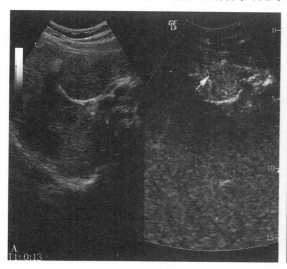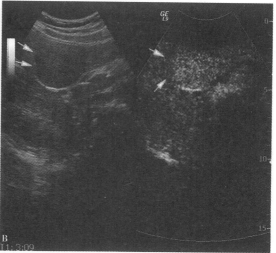

图 7-18

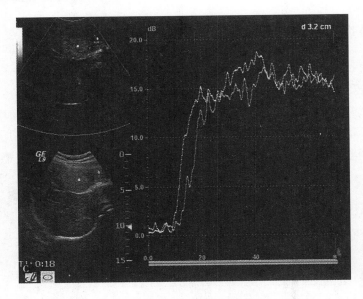

图7-18 肝局灶性结节性增生

A. 动脉相，放射状增强，中央可见未增强的瘢痕区域；B. 延迟相，
等增强；C. TIC曲线，病灶与周围正常肝组织的增强基本同步

（二）诊断注意

二维图像无特征性，发现结节中心的离心性血流或放射状血流可提高诊断率。

七、肝腺瘤

（一）超声表现

1. 二维超声及彩色多普勒

较少见，多见于女性，可能与长期服用雌激素有关，常为单个，以肝右叶居多，以低回声居多，边界清晰，内部回声多较均匀，后方回声无增强。CDFI显示内可见血流信号。

2. 超声造影

缺乏特异性，一般情况下表现为动脉相整体高增强，门脉相等增强，延迟相等增强或低增强（图7-19），部分内可见无增强区。

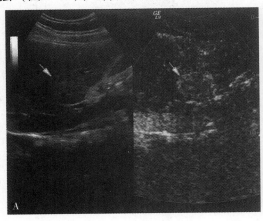
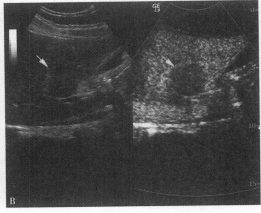

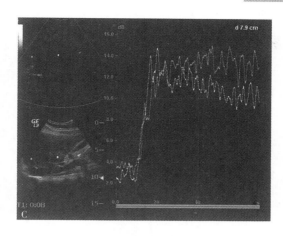

图 7-19 肝腺瘤

A. 动脉相，快速增强；B. 门脉相早期，低增强；C. TIC 曲线，病灶增强消退较周围正常的肝组织快

（二）诊断注意

肝腺瘤不易与肝局灶性结节性增生及肝癌鉴别。肝腺瘤内很少出现扭曲的中央滋养动脉，因而在动脉相病灶内不会出现放射状增强，可与典型的肝局灶性结节性增生相鉴别。当肝腺瘤延迟相呈低增强时与肝癌难以鉴别，必要时需行肝穿刺组织学活检鉴别。

八、肝错构瘤

（一）超声表现

1. 二维超声及彩色多普勒

罕见，多发生于婴幼儿，肿块体积大，界限清晰，病变呈中回声至高回声，常为多个高回声融合成片，间有多个圆形无回声区，边缘光滑，界限清楚，包膜回声不明显（图 7-20）。

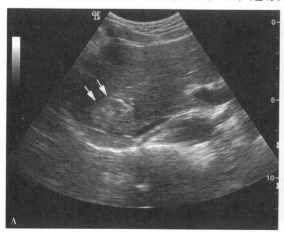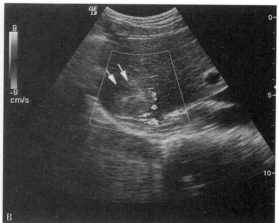

图 7-20 肝错构瘤

2. 超声造影

表现为一般良性结节的特点，即动脉相出现高增强，门脉相及延迟相为等增强

（图 7-21）。

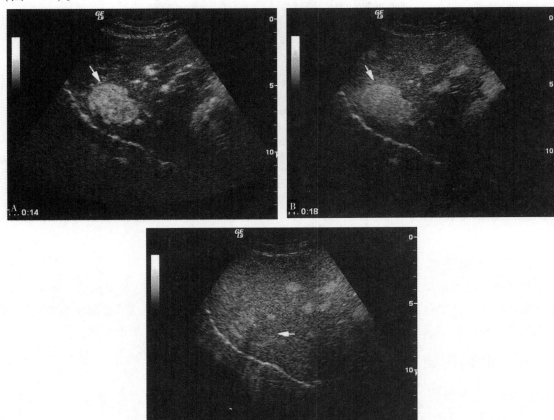

图 7-21　肝错构瘤超声造影
A、B. 动脉相，整体高增强；C. 门脉相，等增强

（二）诊断注意

需与肝母细胞瘤鉴别。肝母细胞瘤为恶性，肝错构瘤为良性；肝母细胞瘤多为均质实质回声，可伴钙化，肝错构瘤内可见多个囊性病灶。

九、肝结核

（一）超声表现

肝形态、轮廓无明显改变或轻度肿大，病变较小时呈分布较均匀的低回声，病变较大时常呈不均匀强回声，境界清晰，轮廓不规则或呈分叶状。当病灶内有干酪样坏死时，可出现低回声或无回声区，病灶内可出现钙化。

（二）诊断注意

常需结合临床及其他检查进行考虑，病灶的形状、大小及回声短期内均可改变，钙化的强回声伴声影可帮助诊断。

（陈　斌）

第三节　肝囊性占位性病变

一、单纯性肝囊肿

（一）超声表现

为圆形或卵圆形无回声区，边界清晰，囊壁薄，可见侧方声影及后方回声增强效应。CDFI 显示不囊肿内无血流信号（图 7-22）。

（二）诊断注意

囊肿合并感染或出血时，囊内可呈低回声或可见光点回声，需与实质性病变及肝脓肿相鉴别。

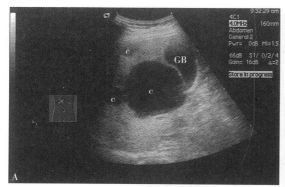
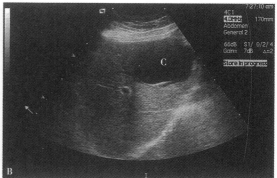
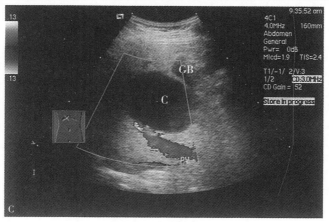

图 7-22　单纯性肝囊肿

二、多囊肝

（一）超声表现

肝体积增大，形态失常，内布满无数大小不一、紧密相连的无回声区，囊肿间隔薄。CDFI 显示囊肿内无血流信号（图 7-23）。

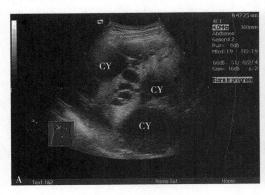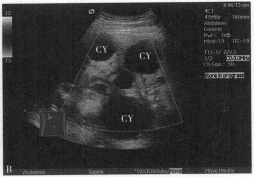

图7-23 多囊肝

（二）诊断注意

多囊肝需同时检查肾、胰、脾有无多囊病变，多囊肝及多囊肾体积巨大时需鉴别。

三、肝脓肿

（一）超声表现

1. 二维超声及彩色多普勒

肝脓肿声像图表现呈动态改变，与脓肿的液化程度有关。①病程初期，病变区呈分布不均匀的等回声或低回声，边界欠清晰（图7-24）。②脓肿液化后可见厚壁无回声区，边界不清晰，无回声区内可见密集的光点回声，快速深呼吸或改变体位后可见光点漂浮现象，有时可见分层现象。③恢复期脓肿逐渐缩小乃至消失。CDFI显示未液化区内可见血流信号，液化区内无血流信号。

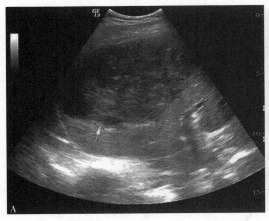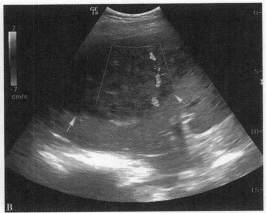

图7-24 肝脓肿病程初期

2. 超声造影

动脉相可见环状高增强，内部分隔也增强，似网格状；门脉相时，环状增强与分隔呈高增强或等增强；至延迟相，环状增强与分隔呈等增强，无回声区始终无增强（图7-25）。

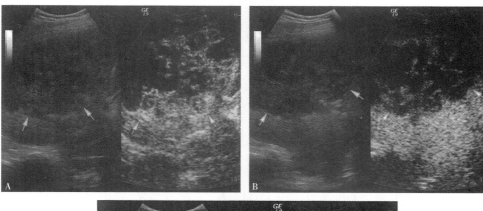

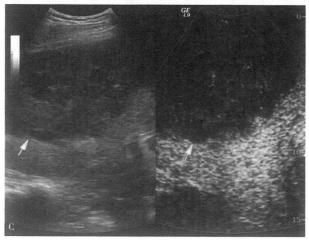

图 7-25 肝脓肿造影声像图

A. 动脉相，内见网格状或蜂窝状增强，边界不清；B. 门脉相，增强区域增强逐渐减退；C. 延迟相，呈等增强

（二）诊断注意

肝脓肿未液化时需与肿瘤性病变鉴别，可通过临床表现及动态观察鉴别或经穿刺活检抽脓鉴别。液化期需与单纯性囊肿内出血及感染鉴别。单纯性囊肿壁薄，边界清；而脓肿壁厚，边界不清晰。细菌性肝脓肿与阿米巴性肝脓肿鉴别见表 7-1。

表 7-1 细菌性肝脓肿与阿米巴性肝脓肿的鉴别

鉴别项目	细菌性肝脓肿	阿米巴性肝脓肿
起病	起病多较急，高热，肝区疼痛	起病多较缓和，有阿米巴痢疾病史
肝形态	弥漫性肿大	肝肿大，或有局限性隆起
脓肿数	多个，单个者容积可很大	单个多见，多位于肝右叶
壁回声	壁不明显，周边回声强	壁厚，内壁呈虫蚀状
内部回声	无回声或为较粗大光点	无回声伴细小光点
后壁后方回声	增强	增强
周邻关系	膈肌活动受限	膈肌活动受限，右侧胸腔积液

四、肝包虫病

（一）超声表现

囊壁光滑完整，呈双层，囊内可见细小光点，活动后呈落雪征；有的囊肿内可见大小不一、数目不等的小囊肿，呈囊中囊征象；囊肿内壁损伤时可出现内壁塌陷、卷曲；有的囊壁呈蛋壳样钙化，囊内也可呈点状、斑片状强回声；有的囊壁增厚，囊液吸收成干酪样，囊内呈杂乱强光斑回声。

（二）诊断注意

主要需与单纯性肝囊肿和多囊肝鉴别，肝包虫囊肿囊壁厚，呈双层，囊内回声多样。

五、膈下脓肿

（一）超声表现

膈肌与肝表面之间可见无回声区，内可见密集光点回声（图7-26），其宽度与脓液多少相关，光点的多少与脓液的稠度相关。脓肿破溃入胸腔或刺激胸膜可见胸腔积液。

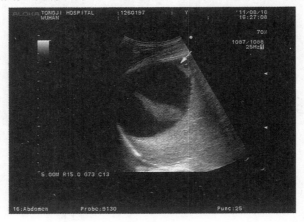

图7-26　膈下脓肿

（二）诊断注意

膈下区可被分成多个区域，脓液量少时可明确定位，大量积脓时各间隙可融合成一大片而难以分区定位。

（来永飞）

第四节　肝弥漫性病变

肝弥漫性病变是指多种病因所致的肝实质弥漫性损害，其声像图表现缺乏特异性，不同病因鉴别诊断较为困难，需结合临床资料及相关检查结果进行综合分析。

肝常用径线如下。

（1）门静脉主干内径 1.0 ~ 1.3 cm，门静脉平均血流速度 15 ~ 20 cm/s。

（2）肝动脉内径 0.4～0.5 cm，峰值血流速度 40～60 cm/s，阻力指数 0.50～0.70。

（3）肝静脉内径：右肝静脉或中肝静脉内径 0.90～1.1 cm，左肝静脉因较细小，常汇入中肝静脉后再汇入下腔静脉，不作为测量标准。

一、肝硬化和门静脉高压

（一）临床表现

我国最常见的肝硬化是门脉性肝硬化，病因主要是肝炎、酒精和血吸虫；其次为胆汁性、坏死后性和淤血性肝硬化。临床表现为食欲缺乏、乏力，失代偿期出现腹腔积液、脾肿大、食管胃底静脉曲张等表现。

（二）超声表现

1. 肝切面形态失常，肝各叶比例失调

其中血吸虫性肝硬化以肝右叶缩小明显，肝左叶和尾叶相对增大；而病毒性及酒精性肝硬化全肝体积缩小或者肝左叶体积缩小，肝表面不光滑，凹凸不平，可呈细波浪、锯齿状；坏死性肝硬化肝表面可呈大波浪状或驼峰样改变，肝内光点回声增强、增粗，肝静脉变细，肝动脉代偿性扩张。

2. 门静脉改变及门静脉高压征象

（1）门静脉系统内径增宽，主干内径≥1.4 cm，脾切面内径增大（厚度≥4 cm，上下径≥11 cm）。脾静脉扩张、迂曲，内径≥0.8 cm。肠系膜上静脉扩张，内径＞0.7 cm。

（2）侧支循环开放　①胃左静脉扩张、迂曲（内径＞0.5 cm）：显示为肝左叶后方胃小弯侧走行的管状、蜂窝状无回声区。②脐静脉重开，表现为门静脉左支囊部向前、向下延伸至肝包膜下，经腹壁至脐的管状无回声区。③脾肾交通、脾胃短静脉交通。

（3）腹腔积液。

（4）胆囊壁增厚，呈"双边影"（图 7-27）。

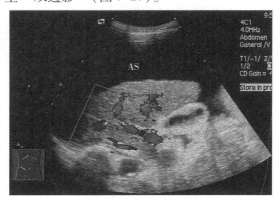

图 7-27　肝硬化

肝右叶体积缩小，回声增粗，胆囊壁增厚，呈"双边影"

3. 门静脉血栓

门脉内出现片状和团状回声，填塞或部分填塞管腔。CDFI 示门脉血流变细，充盈缺损或不显示（图 7-28）。

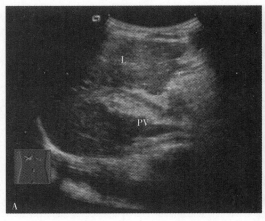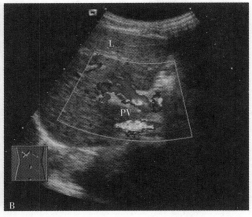

图 7-28　肝硬化门静脉血栓

A. 门静脉内可见片状高回声；B. 门静脉血流部分充盈缺损

4. 门静脉系海绵样变

门静脉系呈不规则囊状、网状扩张。CDFI 呈静脉血流显示，并相互交通，呈海绵样结构（图 7-29）。

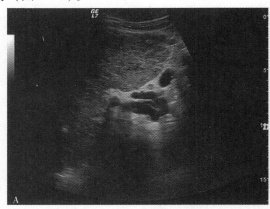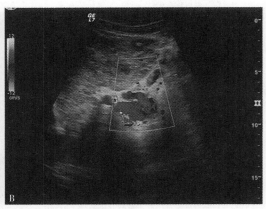

图 7-29　肝硬化门静脉海绵样变性

A. 门静脉主干呈不规则囊状扩张；B. 血流显示为向肝血流

（三）诊断注意

部分肝硬化病例再生结节超声显示呈低回声，与小肝癌鉴别诊断较困难，超声造影及穿刺活检有助于明确诊断。肝硬化合并门静脉血栓时要与门静脉癌栓鉴别，鉴别要点见表 7-2。

表 7-2　血栓与癌栓的鉴别

鉴别项目	血栓	癌栓
栓塞方向	自肝外向肝内	自肝内向肝外
栓塞程度	附壁血栓，部分栓塞	完全栓塞
栓子回声	早期呈低回声	呈较强回声
栓子内血流	未见动脉血流	内部可见动脉血流
病史	有肝硬化、脾切除病史	肝内可见癌灶

二、脂肪肝

脂肪肝是一种获得性可逆性代谢疾病，当肝内脂肪含量超过肝重量的5%时称为脂肪肝。

（一）超声表现

脂肪肝声像图分为弥漫性脂肪肝、局限性脂肪肝和非均匀性脂肪肝。

1. 弥漫性脂肪肝

肝实质内回声增强，前部分光点细而密，后部分光点回声减低。弥漫性脂肪肝可分为轻度、中度和重度（表7-3）。

表7-3　脂肪肝分度

程度	肝前区回声	肝后区回声	管道及膈肌显示情况
轻度	稍增强	稍衰减	正常显示
中度	增强	衰减	显示欠清，提高增益可显示
重度	明显增强	明显衰减	显示不清

2. 局限性脂肪肝

又称叶段型脂肪肝，呈脂肪变的肝实质分布在某一肝叶或某一肝段，回声明显增强，境界清楚，常以肝静脉为界（图7-30）。

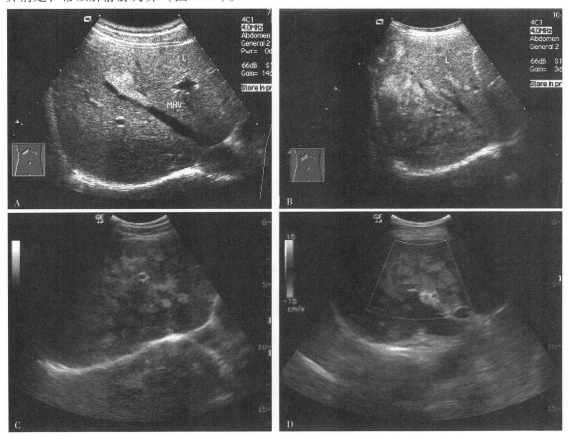

图 7-30

— 99 —

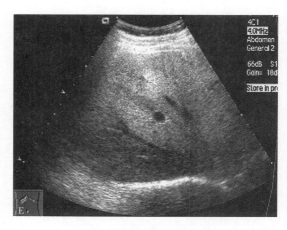

图 7-30　局限性脂肪肝

A. 右肝静脉附近局灶性片状高回声；B. 肝内多个高回声区，为多灶性
脂肪肝；C、D. 肝内多个高回声灶，血流显示肝内血管走行规则，无变
形移位等改变；E. 叶段性脂肪肝

3. 非均匀性脂肪肝

回声增强的肝实质内出现一个或多个类圆形或多边形低回声区，边界清楚，多位于肝右前叶和左内叶的胆囊区附近，此低回声区为局灶性脂肪缺失。

（二）诊断注意

非均匀性脂肪肝及局限性脂肪肝应与肝肿瘤鉴别，表现为局灶性低回声时要与肝癌鉴别，局灶性高回声应与高回声型血管瘤及肝癌鉴别，多灶性高回声时需与肝转移癌鉴别。非均匀性脂肪肝无占位效应，病变区域的门静脉及肝静脉走行正常，无受压移位及变形，内部未见明显异常血流信号，超声造影显示其无论在动脉相、门静脉相及延时相都与周围肝组织同步等增强、等消退。肝癌及肝转移癌有明显占位效应，部分可见声晕，肿瘤周边及内部可见丰富高阻血流信号，周边血管移位变形。超声造影肝癌呈快进快退的增强，转移癌呈动脉期环形增强，延迟期呈"黑洞征"等特征性表现。

三、血吸虫病肝

（一）临床表现

血吸虫病是日本血吸虫寄生于人体引起的寄生虫病，晚期主要为门静脉高压的表现，如腹腔积液、巨脾、食管静脉曲张等。

（二）超声表现

（1）肝切面形态正常或失常。肝右叶常显示缩小，左叶增大。

（2）肝实质回声不均，肝内弥漫分布回声稍强的纤细光带，将肝脏实质回声分割呈小鳞片状或网格状回声（图7-31）。

（3）肝内门静脉壁回声增强、毛糙。

（4）脾肿大及腹腔积液等征象。

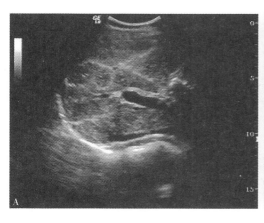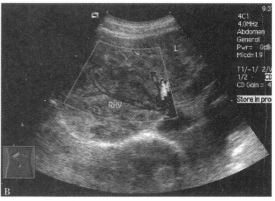

图 7-31　血吸虫病肝部病变

A. 肝实质回声不均匀，肝内弥漫分布条索状高回声，呈网络状改变；B. CDFI 显示肝静脉稍变细，回声欠清晰

四、瘀血肝

充血性心力衰竭、大量心包积液、缩窄性心包炎等引起回心血液回流受阻，导致下腔静脉及肝静脉系统扩张。

超声表现如下。

（1）下腔静脉、肝静脉及其属支内径均明显增宽，随心动周期和呼吸的变化不明显或消失。肝静脉内径测量值大于 1.1 cm（图 7-32）。

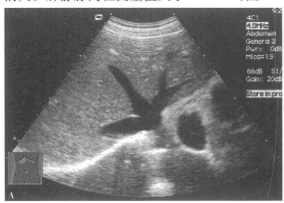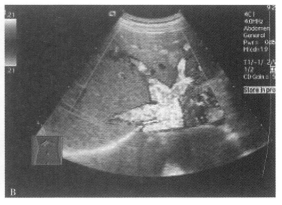

图 7-32　瘀血肝

A. 三支肝静脉增宽，呈花瓣样汇入第二肝门；B. CDFI 示肝静脉血流增宽

（2）彩色多普勒超声显示下腔静脉、肝静脉彩色血流在严重回流受阻时，血流反向，呈向肝血流。下腔静脉、肝静脉血流频谱三相波消失，呈向肝或离肝的单向血流频谱显示。

五、肝糖原累积症

为先天性代谢疾病，糖原累积在肝，致肝声像图异常，肝肿大，肝缘、肝角圆钝。肝实质回声明显增强，光点粗大，分布不均匀。

（来永飞）

第八章

妇科超声诊断

第一节　妇科超声检查方法及正常声像图

　　超声是妇产科疾病的重要影像学检查方法。近年来，随着超声技术的发展与超声仪器的更新换代，妇产科疾病的超声诊断方法由经腹部超声发展至经腔内超声，由二维超声、彩色多普勒超声发展至三维、四维超声及超声造影等，为临床妇产科疾病的诊疗提供了更准确、全面、有效的信息，推动了妇产科医学的迅速发展。

一、适应证及禁忌证

1. 适应证

（1）先天性生殖道发育异常。

（2）子宫疾病。

（3）卵巢疾病。

（4）输卵管疾病。

（5）盆腔炎性疾病。

（6）计划生育。

（7）不孕症超声评估。

2. 禁忌证

　　腹部伤口尚未愈合者不宜行经腹部妇科超声检查，经直肠超声检查应该排除痔疮出血及直肠狭窄等病变，经阴道超声检查禁忌证包括如下几点。

（1）无性生活史。

（2）严重阴道流血。

（3）生殖道急性炎症。

（4）老年性和放射性阴道萎缩。

（5）先天性阴道闭锁或畸形。

二、超声检查方法

1. 检查途径

（1）经腹部超声检查。

1）检查前需饮水使膀胱过度充盈，以能清晰显示子宫底部为标准。

2）取仰卧位。

3）采用凸阵探头。

4）将探头于下腹部做纵向、横向和斜向扫查，扫查过程中随时改变扫查方向与角度，进行多切面、多角度扫查，以获得感兴趣区域的最佳图像。

（2）经阴道超声检查。

1）检查前需排空膀胱。

2）取膀胱截石位。

3）使用经腔内探头，探头套上保护套。

4）轻轻将探头置入患者阴道内，缓慢推进，观察会阴、阴道情况。

5）多角度旋转、推拉扫查，观察子宫大小、内膜厚度、宫颈长短、双侧卵巢形态及大小、卵泡个数及大小，测量子宫、卵巢动脉血流。

6）必要时左手可在腹部配合加压，以减少肠气干扰，利于盆腔器官的观察。

（3）经直肠超声检查。

1）检查前排空膀胱、直肠。

2）患者取左侧卧位，右腿屈曲于胸前，左腿伸直。

3）使用经腔内探头，探头套上保护套。

4）多角度旋转、推拉扫查，观察子宫大小、内膜厚度、宫颈长短及双侧卵巢形态、大小和卵泡个数及大小，测量子宫、卵巢血流。

5）必要时左手可在腹壁配合加压，以减少肠气干扰，利于盆腔器官的观察。

2. 注意事项

（1）经阴道超声检查前应询问患者有无性生活史，无性生活史、阴道畸形、严重阴道流血者应禁忌使用。

（2）经直肠超声检查前应询问患者有无直肠病变，痔疮出血及直肠狭窄等病变者禁忌使用。

（3）注意操作轻柔，向患者解释检查的必要性，消除患者紧张情绪。

三、正常超声表现

（一）子宫

1. 二维超声

在子宫纵切面上，子宫位置根据宫腔线与颈管线之间形成的角度分前位（角度＜180°）、中位（角度180°）、后位（角度＞180°）（图8-1）。正常子宫位置为轻度前倾前屈位。正常子宫超声表现为形态规整的实性均质结构，轮廓线光滑，肌层回声均匀。宫颈呈管状的稍强回声，宫颈外口下方可显示阴道和穹隆部（图8-2、图8-3）。两侧子宫角延续输卵管及卵巢。

　　子宫内膜回声呈周期性变化。①月经期，为月经周期的第 1 ~ 4 天，此期内膜剥落出血，宫腔回声模糊，呈高回声或混合回声，可伴液性暗区。②增生期，为月经周期的第 5 ~ 14 天，此期内膜回声均匀，呈"三线"征。③分泌期，为月经周期的第 15 ~ 28 天，此期内膜逐渐增厚，厚度可达 1.0 cm 或以上，呈强回声，周围有低回声晕；分泌早期时内膜仍可表现为"三线"征，至分泌晚期，"三线"征逐渐消失，内膜呈团块状强回声（图 8-4）。

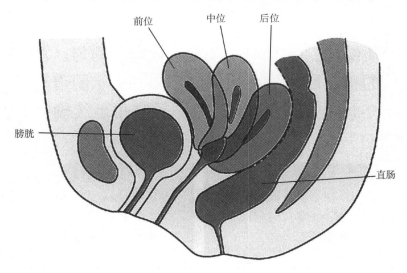

图 8-1　子宫方位示意图

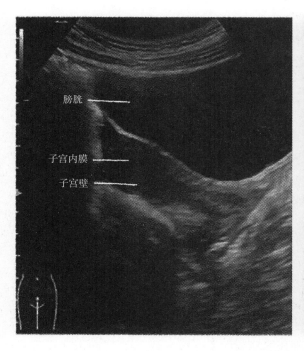
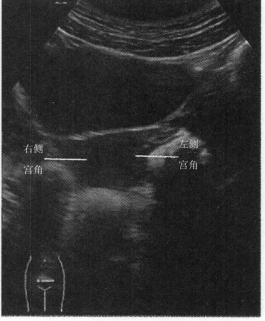

图 8-2　正常子宫声像图（经腹部）

纵切面与横切面分别显示正常子宫

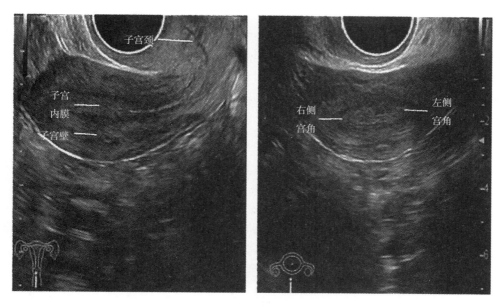

图 8-3 正常子宫声像图（经阴道）

纵切面与横切面分别显示正常子宫

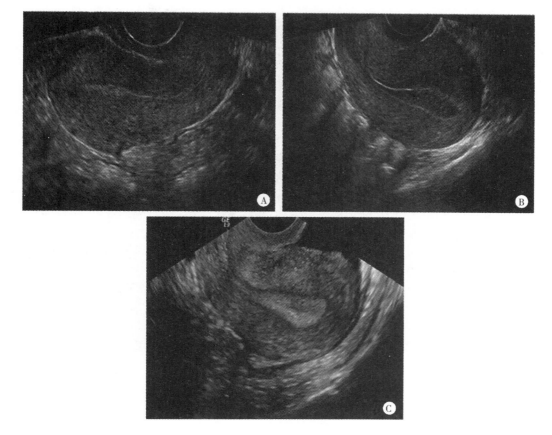

图 8-4 不同月经周期子宫内膜声像图

A. 月经期；B. 增生期；C 分泌期

2. 多普勒超声

子宫动脉位于宫体与宫颈交界处的两侧，非妊娠期血流频谱表现为高速高阻型血流，妊娠期随孕周变化阻力指数逐渐下降；子宫肌层外1/3为环形的弓形动脉；位于肌层中部、与宫腔线垂直的散在条状或线状血流信号为放射状动脉；在排卵前和分泌期可显示位于子宫内膜基底层的螺旋状动脉，表现为少许点状或短线状血流信号。

（二）卵巢

1. 二维超声

卵巢呈椭圆形，中央部为髓质，回声稍高，周围为皮质，回声较低，内见多个类圆形的卵泡无回声区。卵巢随着月经周期变化产生相应改变。①月经期，双侧卵巢内可见数个3～7 mm的窦卵泡。②增生期，一侧卵巢内可见一个＞15 mm的优势卵泡发育，少数情况可见两个。③排卵期，＞18 mm的成熟卵泡逐渐向卵巢表面突出，卵泡周围回声降低、卵泡壁欠规则，15%～20%卵泡内壁可探及卵丘细小点状高回声；排卵后，优势卵泡塌陷形成黄体，常表现为无回声或低回声区，张力差，内部可见分隔光带，合并子宫直肠陷凹积液（图8-5）。

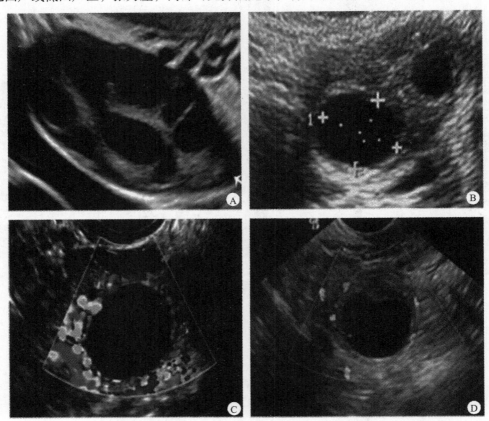

图8-5　不同月经周期卵巢及卵泡声像图
A. 月经期；B 增生期；C 排卵期；D. 黄体

2. 多普勒超声

月经期血流信号较少，卵泡期逐渐增多，流速增大，阻力减小，在排卵时达到最低点。

窦卵泡周围无明显血流信号显示，优势卵泡周围可显示半环状至环状的低阻血流信号（RI 0.4~0.5），黄体周围可显示环状血流信号（图8-5C、图8-5D）。

（三）输卵管

1. 二维超声

正常时被肠管遮盖，不易显示。当盆腔有积液或输卵管增粗时，可显示为弯曲管状低回声，边缘回声稍高。发现输卵管时注意其活动度、有无僵硬感、与周围组织粘连情况等。

2. 多普勒超声

正常输卵管壁上可见少许短线状血流，可测及低速中等阻力动脉频谱。

（杨　梅）

第二节　特殊超声检查技术

一、腔内三维超声成像

三维超声成像近年来发展迅速，其可提供比二维图像更为丰富的诊断信息，是超声医学发展的新方向。其中，腔内三维超声成像在妇产科疾病诊断中已广泛应用，可用于各种子宫及附件疾病的诊断。

（一）适应证与禁忌证

1. 适应证

（1）各种子宫畸形。

（2）子宫病变的诊断：子宫肌瘤、子宫内膜息肉及子宫内膜癌形态观察与大小、体积的测量。

（3）观察卵巢肿物及其与周围组织的关系。

（4）卵巢及卵泡大小、体积测量，卵泡数目计数。

（5）应用三维能量多普勒超声观察血流灌注，为良、恶性肿瘤的鉴别提供信息。

（6）盆底三维超声检查包括肛提肌三维重建，判断其损伤与否及长度。

（7）子宫输卵管超声造影检查观察子宫畸形，宫腔有无病变，输卵管的形态及通畅性。

（8）宫腔粘连。

（9）宫内节育器的位置与形态。

（10）子宫内膜容受性。

（11）其他病变的诊断，如瘢痕憩室、异位妊娠等。

2. 禁忌证

正常宫内早期妊娠应尽量避免三维超声检查，其他禁忌证同经阴道超声检查。

（二）检查方法

1. 仪器条件

采用彩色多普勒超声成像仪，选择4~9 MHz经腔内（阴道）三维容积探头。

2. 患者体位

经腔内超声检查时，患者排空大小便，取截石位，必要时垫高臀部。

3. 扫查方法

（1）将经腔内三维探头覆以无菌避孕套后放入阴道内，仔细全方位扫查盆腔，最佳检查时间为月经的分泌期（月经前 3~5 天）。

（2）首先进行二维超声检查，获取感兴趣区最清晰二维图像，然后启动三维模式，调整取样框的大小和容积数据库的角度，使子宫或病灶包括在取样框内。获取最佳断面后保持探头位置不动，嘱患者屏住呼吸，避免三维成像发生位移伪像，启动 3D 键自动采集数据，获得 A、B、C 三个平面图像，通过 X、Y、Z 轴旋转调节，对感兴趣区域进行多平面观察，进行三维重建。

（三）观察内容

1. 常规二维超声扫查

观察子宫、双侧附件及盆腔情况。

2. 常见妇科疾病三维超声表现

（1）子宫畸形。①弓形子宫，子宫外形基本正常，宫底肌层增厚，近宫底处内膜形成弧形内凹。②纵隔子宫，分为不完全纵隔子宫与完全纵隔子宫，前者分隔未达宫颈内口，后者分隔达宫颈内口。子宫外观基本正常，肌层无异常，宫腔近宫底处可见肌性分隔形成并向子宫下段延伸，达到或未达到宫颈处（图 8-6、图 8-7）。③双角子宫，宫底部有裂隙形成，其深度大于 1 cm。④双子宫，可见相互独立的两个子宫、内膜图像，常伴双宫颈及双阴道（图 8-8）。

（2）宫腔粘连，注意粘连部位和程度。

（3）子宫黏膜下肌瘤，注意肌瘤位置、大小及与宫腔内膜的关系（图 8-9）。

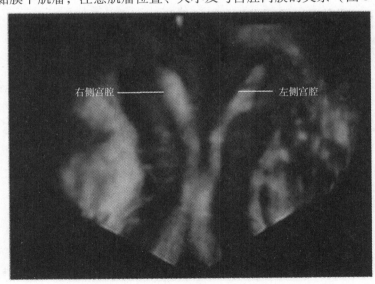

右侧宫腔 ——————   —————— 左侧宫腔

图 8-6 完全纵隔子宫三维声像图

冠状面清楚显示纵隔的范围，分隔达宫颈内口

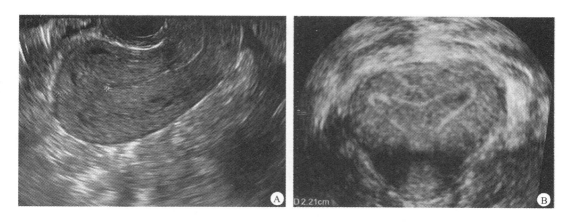

图 8-7 不完全纵隔子宫声像图

A. 二维超声子宫外观基本正常，肌层无异常；B. 三维超声显示宫腔近宫底处见肌性分隔形成并向子宫下段延伸

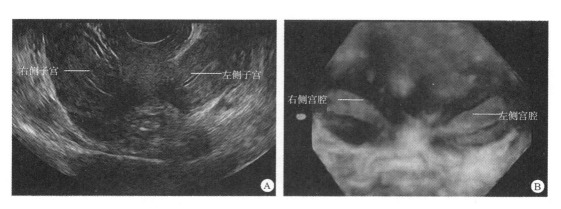

图 8-8 双子宫声像图

A. 二维超声盆腔可见相互独立的两个子宫、内膜图像，两子宫间有较深的裂隙；B. 三维超声显示双子宫图像

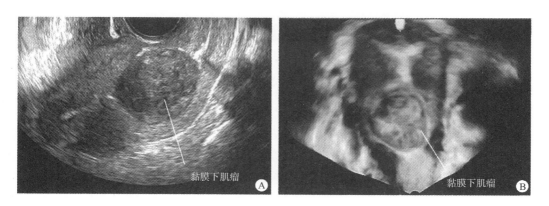

图 8-9 黏膜下肌瘤声像图

A. 二维超声显示肌瘤位于宫腔中下段；B. 三维超声显示肌瘤与周围内膜组织分界清晰，内膜连续性中断

（4）宫腔病变，如宫腔内残留物、内膜息肉（图 8-10），内膜癌病变大小、形态和数量等，是否侵犯子宫肌层、宫颈及侵犯范围。

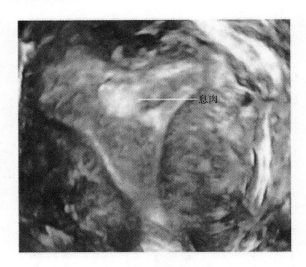

图 8-10 子宫内膜息肉声像图

宫腔内可见椭圆形高回声团，边界清晰，内膜连续性完整

（5）宫内节育器，如节育器的形状，与内膜、肌壁的空间关系，是否下移、有无侵入肌层（图 8-11）。

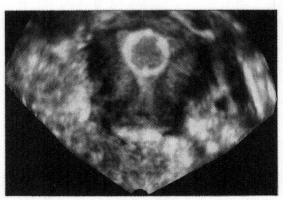

图 8-11 宫内节育器声像图

三维超声显示宫内节育器呈圆形，位于宫腔底部中央

（6）宫颈疾病，包括宫颈病变立体结构、空间形态及血管分布。

（7）输卵管病变，包括输卵管积液部位及形态，壁的厚度，壁的内外情况，输卵管积液时管腔的分隔带，病变与周围组织的关系。通过三维超声造影剂评估输卵管通畅性。

（8）卵巢肿瘤。通过三维超声结合能量多普勒及超声造影观察卵巢肿瘤形态、内部组织结构，血管构成的多少、走行、分布情况及其与周围组织器官的关系，观察肿瘤对周围组织器官的侵犯程度。

（9）盆底超声。观察盆底肌的形态及内部结构，肛提肌损伤与否及长度。

（10）不孕症。观察卵泡边界、饱满程度，测量卵巢及卵泡体积，评估卵巢的储备功能。通过观察子宫内膜的类型、厚度、容积、血流参数，评价其容受性（图 8-12）。

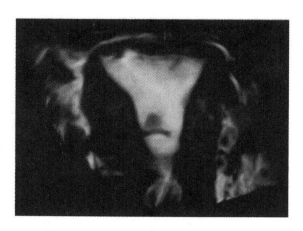

图 8-12　三维超声显示子宫内膜形态声像图

三维超声成像可见内膜呈三角形，回声均匀

（四）注意事项

（1）受扫查范围与角度限制，对于较大或较广的病变不能完全包括在容积框内，因此调节容积框时应尽可能包括病变。

（2）最好选择月经前期检查，因此时子宫内膜较厚，与肌层组织对比明显，宫腔边界显示更清晰。

（3）子宫位置影响成像效果，子宫前后位时冠状面内膜显示清晰，而中位子宫，成像质量往往欠佳，可通过挤压腹部使其位置改变以获得最佳的图像。

（4）能量多普勒易受呼吸的影响，需要嘱患者屏气，以降低呼吸对检测的干扰。

（5）将探头放置在适当的位置后，对感兴趣区域进行扫查，调整探头的位置直至扫描范围内的全部图像均能显示，扫描过程中应保持探头的位置固定不动，以免重建后的图像失真。

（6）通常图像的分辨力越高，图像越清晰，信息量越丰富，但所需的储存容量越大，三维重建的处理时间就越长。因此，为了兼顾成像速度与质量，须设定适当的图像分辨力。

二、子宫输卵管超声造影

（一）适应证与禁忌证

1. 适应证

（1）男方精液正常，女方疑有输卵管阻塞。

（2）下腹部手术史（阑尾、剖宫产等）、盆腔炎史、子宫内膜异位症等不孕症的患者。

（3）输卵管绝育术、再通术或成形术及药物治疗后的效果评价。

（4）子宫畸形或宫腔内病变，如纵隔子宫、宫腔粘连、内膜息肉等。

（5）腹腔镜发现宫腔外粘连。

（6）碘过敏患者。

2. 禁忌证

（1）对超声造影剂及其成分过敏的患者。

（2）严重的全身性疾病患者。

（3）月经期或子宫出血性疾病患者。

（4）宫颈或宫腔疑有恶性病变患者。

（5）急性内外生殖器炎症患者。

（6）孕妇及哺乳期妇女。

（二）检查方法

1. 检查前准备

（1）月经干净后 3~7 天，检查前 3 天无性生活。

（2）阴道分泌物检查清洁度Ⅰ~Ⅱ度。

（3）无急性生殖系统炎症。

（4）告知及签署造影知情同意书。

（5）置管前 30 分钟肌内注射阿托品 0.5 mg 或其他解痉药，以缓解患者的紧张情绪。

2. 造影剂准备

采用声诺维冻干粉剂，每瓶注入 5 mL 生理盐水（0.9% 氯化钠液），充分振荡，配制成乳白色微泡悬液，造影时抽取 2.5~5.0 mL 微泡悬液与生理盐水混合，稀释成 20 mL。

3. 检查过程

（1）宫腔置管：置管前患者需排空尿液、大便，取膀胱截石位，常规消毒外阴及阴道，铺无菌巾，检查子宫大小、位置及屈度。置管医师戴无菌手套，用碘伏再次消毒外阴、阴道和宫颈。用窥器扩张阴道，暴露宫颈，消毒宫颈和穹隆部，经宫颈置入 12 号双腔子宫造影通水管，向球囊内注入生理盐水 1.0~3.0 mL。

（2）常规经阴道妇科超声检查。

1）子宫附件病变：造影前经阴道超声检查子宫及附件有无病变，探查有无子宫畸形、子宫肌瘤、子宫腺肌症、子宫内膜息肉、宫腔粘连及瘢痕憩室，双侧卵巢有无囊肿，输卵管有无积液，盆腔有无积液和粘连带、钙化灶等。

2）子宫、卵巢活动度：探头轻轻推移子宫和两侧卵巢，观察子宫、卵巢移动情况。盆腔无粘连或轻度粘连，子宫和卵巢移动度好；盆腔粘连严重时，子宫和卵巢移动度差。

3）子宫、卵巢空间位置：观察子宫和卵巢在盆腔内的位置及两者的空间位置关系。子宫位于中盆腔，有前倾位、前屈位、平位、后倾位和后屈位；子宫可左偏或右偏，也可左旋或右旋。正常前倾位时，卵巢位于子宫两侧略偏后下方，输卵管两端指向两侧卵巢方向。可根据卵巢与子宫的位置关系从 3 个方向界定卵巢位置。卵巢上下方向定位：宫底水平、宫体水平、宫颈水平。卵巢前后方向定位：子宫前方、子宫两侧同一水平、子宫后方。卵巢左右方向定位：卵巢邻近子宫或远离子宫。

4）宫腔注液：造影前，经导管注入 5~10 mL 生理盐水，探测宫腔有无病变，感觉推注压力大小，疏通轻度粘连的输卵管，并让患者适应造影。

（3）经阴道实时三维子宫输卵管超声造影（RT3D-HyCoSy）。

1）三维预扫查：选择三维容积探头，设置好三维子宫输卵管造影参数，调节最大扇角 179°，容积角 120°。

2）显示子宫横切，启动三维模式，进行三维预扫查。

3）当确定感兴趣区域（最好包括两侧宫角及两侧部分卵巢）位于三维扫查容积框内时，启动造影模式键进入造影状态。

4）启动四维键，调节重建框至最大。

5）冻结图像，跟推注造影剂人员确认准备推注造影剂。

6）解冻图像，观察显示屏出现4格图像及右下角指示条开始计时，2秒后开始匀速推入造影剂。

7）在推注造影剂的同时，逆时针或顺时针旋转X轴旋钮，按人体冠状面显示子宫和两侧输卵管，但不移动探头位置，不调节图像的增益。当观察到造影剂从输卵管伞端喷出后，按P2保存，并停止推药。

8）三维造影：切换到三维造影，采集1~2个静态三维图像。

9）二维造影：切换至CCI模式，观察双侧卵巢及盆腔周围造影剂弥散的情况，同时观察子宫肌层及宫旁静脉丛有无逆流。

10）宫腔三维成像：采集一个子宫的三维容积图，主要观察有无子宫畸形，撤管。记录注入造影剂压力大小、造影剂注入量及反流量，询问并记录患者的疼痛程度。调出容积图像回放、旋转、剪切，评估分析。

（三）检查内容及超声表现

1. 宫腔显影相

观察有无子宫畸形（单角子宫或残角子宫、双角子宫、双子宫、弓形子宫、纵隔子宫等）及宫腔病变（如内膜息肉、宫腔粘连等）。

2. 输卵管显影相

观察输卵管形态（输卵管柔顺、管径粗细均匀、输卵管管径局部或全程纤细、局部膨大、走行僵硬、成角反折、扭曲或盘曲）与通畅度（通畅、通而不畅、阻塞）。

（1）输卵管通畅：注入造影剂时阻力无/小、反流无/少；宫腔光整，输卵管全程显影，走行自然、柔顺，管径光整，造影剂到达伞端，并自伞端呈放射状或片状溢入盆腔；卵巢周边可见造影剂环绕；盆腔造影剂弥散较均匀（图8-13）。

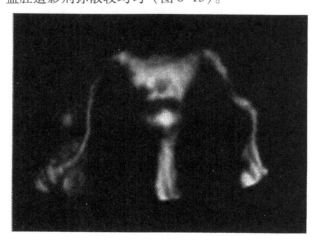

图8-13 双侧输卵管通畅声像图

双侧输卵管全程显影自然、柔顺，管径光整，伞端造影剂呈片状溢入盆腔

（2）输卵管通而不畅：注入造影剂有阻力，有反流；宫腔内造影剂流动缓慢，输卵管

显影可不连续，局部纤细或呈结节状增粗，走行明显迂曲或反折，伞端见少量造影剂溢出；卵巢周围见造影剂回声；盆腔内见造影剂弥散（图8-14）。

（3）输卵管阻塞：推注造影剂时阻力大，需加压推注，停止加压后造影剂反流，宫腔形态饱满，输卵管全程不显影或仅某段显影，显影输卵管纤细、僵硬或膨大、盘曲，在闭塞段截断，管壁不光整，输卵管伞端无造影剂溢出，卵巢周围无造影剂强回声环绕；盆腔内未见造影剂（图8-15）。

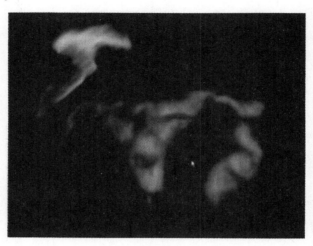

图8-14　双侧输卵管通而不畅声像图

双侧输卵管中远段显影呈结节状增粗，走行迂曲

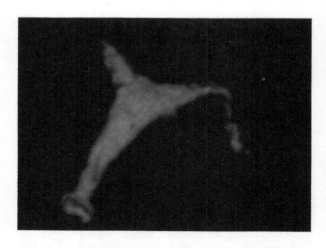

图8-15　双侧输卵管阻塞声像图（左侧中段，右侧近端）

右侧输卵管全程不显影，左侧输卵管近中段显影呈结节状扭曲，远段未见显影，双侧输卵管伞端无造影剂溢出

3. 盆腔显影相

显示盆腔造影剂弥散是否均匀、盆腔内造影剂环绕卵巢周围是否连续、弥散与肠间的造影剂强回声分布是否均匀、是否存在造影剂逆流。造影剂逆流包括肌层逆流（肌层可见斑片状、"云雾状"或不规则团块状显影）及宫旁静脉丛逆流（子宫周边可见杂乱的条索状、

网状或点片状强回声）。

（四）注意事项

（1）尽可能创造轻松环境，缓解患者紧张情绪，减少输卵管痉挛情况的发生，必要时注射解痉药。

（2）置管深度、水囊大小合适（约占宫腔容积的1/2），减少人为创伤及假阳性。

（3）冬季造影剂温度要适宜，防止因造影剂温度太低引起输卵管痉挛。

（4）推注造影剂速度要缓慢，逐渐加压，防止压力过大引起造影剂逆流。

（5）造影过程中必须严密观察患者生命体征，如有突发情况应立即停止检查并采取紧急处理措施。

（6）术后嘱咐患者造影后2周禁止性生活及盆浴，遵医嘱服用抗生素。

（7）严密观察造影后有无阴道出血、过敏等并发症，需留观30分钟，确认无意外情况发生方离开。

（8）取样角度尽可能大，尽量包括双侧宫角及双侧卵巢，取样过程中始终保持探头固定不动。

（9）若造影时推注液体阻力较大，不要强行加压推注，以免引起宫腔输卵管损伤。

三、超声监视下放取宫内节育器

（一）超声监视下放置宫内节育器

放置宫内节育器（IUD）手术，通常是指将IUD通过宫颈口放置于宫腔底部，从而达到避孕或治疗的目的。利用超声监视可实时直观监视手术过程，使IUD放置位置更准确，提高IUD放置效果。

1. 适应证

（1）子宫位置异常及生殖器畸形，如双子宫等。

（2）有IUD反复脱落史。

（3）宫腔或肌壁病变，如巨大子宫肌瘤导致手术难度增加。

2. 操作步骤

（1）患者适当充盈膀胱，取膀胱截石位，按手术常规要求，消毒外阴和阴道。

（2）常规经阴道超声及经腹部超声探查子宫及附件情况，确定子宫位置、形态，测量子宫各径线，供手术医师选择IUD型号及引导手术操作。

（3）从手术医师探测子宫深度开始至手术结束，全程监视宫腔操作，准确判断节育器是否放置于子宫底部，并观察IUD横臂在宫腔内的舒展情况。

（二）超声监视下取出宫内节育器

1. 适应证

（1）取IUD失败而需再次取出者。

（2）IUD位置异常如下移或嵌顿。

（3）IUD合并较大子宫肌瘤。

（4）子宫位置异常、子宫畸形及绝经后妇女等。

2. 操作步骤

（1）患者适当充盈膀胱，取膀胱截石位，常规消毒外阴和阴道。

（2）经阴道或经腹部超声探查子宫及附件情况，确定子宫位置、形态，探查 lUD 并明确种类、位置，判断是否有嵌顿，根据不同情况提示手术医师选择不同的手术方法。

（3）超声监测下，指导手术医师将器械置入宫腔目标位置，试探性勾取或钳夹 IUD，观察 IUD 可否移动，全程动态观察 IUD 取出。

（4）对部分嵌顿 IUD，应动态观察刮宫及取出 IUD 的全过程，也可观察宫腔镜灌注膨宫液而取出 IUD 全过程，并观察器械强回声是否超过宫腔，指导手术操作，以防子宫穿孔。但对 IUD 嵌顿较深，或取 IUD 非常困难时，应停止手术，不可勉强。

四、超声引导下卵泡穿刺取卵术

（一）适应证

（1）输卵管疾病引起的不孕。

（2）子宫内膜异位症引起的不孕。

（3）宫颈黏液异常。

（4）男性不育 弱精、少精、人工授精失败。

（5）原因不明不孕。

（6）黄素化未破裂卵泡综合征患者（包括卵泡滞留型和卵泡持续增长型），采用药物（如 hCG）诱发排卵失败者。

（二）术前准备

（1）应采用促排卵发育药物（如枸橼酸氯米芬等）可使卵泡发育至成熟，直径达 18 mm 以上。

（2）注射 hCG 后 36 小时内进行穿刺。

（3）当卵泡发育至长径 2.5 ~ 3.0 cm 时，可行穿刺破泡取卵术。

（三）穿刺方法（经阴道）

（1）患者适当充盈膀胱，取膀胱截石位，按手术要求消毒外阴和阴道。

（2）将消毒后的阴道穿刺探头放入阴道穹隆，观察卵巢的位置。

（3）固定探头，使穿刺卵泡位于穿刺线上，沿穿刺线快速进针（图 8-16）。

（四）破泡排卵方法

1. 穿破法

将穿刺针快速刺入卵泡，可反复在不同位置进针 2 ~ 3 次，然后靠其自然排卵。此法适合于卵泡长径 2.5 ~ 3.0 cm 者。

2. 注液法

穿刺针快速进入卵泡后，注入 0.5 ~ 1.0 mL 生理盐水，加压排卵。此方法适用于卵泡长径 2.0 ~ 2.5 cm 者。

3. 抽液注入法

进针后缓慢抽出卵泡液，将针尖拔出卵泡，再将卵泡液注入盆腔。此法适合于卵泡长径 2.0 cm 以上者。

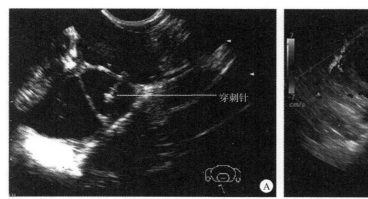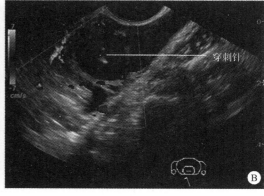

图 8-16 超声引导下卵泡穿刺取卵

A. 二维超声；B. 彩色多普勒超声

（五）注意事项

（1）穿刺针应快速进入卵泡，以免卵巢移位。

（2）抽吸负压不应过高，约 13.3 kPa（应 < 26.6 kPa，即 200 mmHg），否则易引起卵细胞形态学改变。

（3）如为卵泡过度刺激综合征患者，卵泡过大时，应尽量缓慢抽净卵泡液排出体外，以减少雌激素对机体的刺激。

（4）尽量不要对多个卵泡同时穿破，以免造成多胎妊娠。

（杨　梅）

第三节　子宫疾病

一、适应证及禁忌证

（一）适应证

1. 子宫发育异常

先天性无子宫、始基子宫、幼稚子宫、先天性子宫畸形。

2. 良性病变

子宫腺肌症、子宫肌瘤、子宫内膜增生、子宫内膜息肉等。

3. 恶性病变

宫颈癌、子宫内膜癌、子宫肉瘤等。

4. 妊娠相关疾病

妊娠产物残留、剖宫产术后瘢痕憩室。

5. 计划生育

宫内节育器。

6. 其他

子宫穿孔、宫腔粘连。

（二）禁忌证

参照本章第一节相关内容。

二、检查方法

1. 仪器

采用经腹部或经阴道或经直肠超声检查，必要时多种途径联合使用。经腹部超声检查选用 3.0 ~ 5.0 MHz 的凸阵探头，经阴道超声或经直肠超声检查选用 5.0 ~ 7.5 MHz 的腔内探头。

2. 患者体位

经腹部超声检查采用仰卧位，经阴道超声检查采用膀胱截石位，经直肠超声检查常用左侧侧卧位或膀胱截石位。

3. 扫查方法

纵切面检查，在纵切面向右、向左检查，观察子宫体全貌，在显示子宫底部、子宫腔及宫颈内口切面上，测量子宫的长径（子宫底外缘至宫颈内口）及前后径（垂直子宫长径的最大径线）、子宫内膜厚度（子宫腔为线状强回声，内膜外低回声晕为内膜周围肌层，不应包括在内）。横切面检查，从子宫底部开始，依次往下为宫底平面、宫角平面。于宫角平面稍下测量子宫横径。

4. 测量方法

（1）子宫大小：在子宫纵切面上测量子宫长径和厚径，长径为宫底浆膜层至宫颈内口的距离，厚径为与宫体长轴垂直的最大前后距离，横径位于两侧宫角断面的稍下方（图 8-17）。正常育龄期与绝经后女性子宫径线参考值见表 8-1。育龄期女性子宫三径线数值之和：已生育妇女为 15.0 ~ 18.0 cm，未生育妇女为 12.0 ~ 15.0 cm。

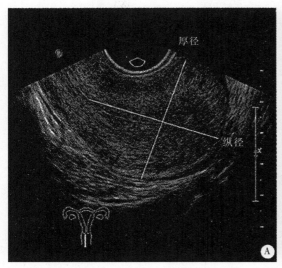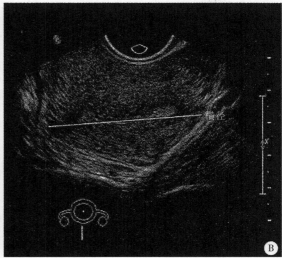

图 8-17　子宫大小测量示意图

A. 纵切面上测量子宫长径和厚径；B. 横切于两侧宫角断面的稍下方测量子宫横径

表 8-1　正常育龄期女性及绝经后女性子宫径线测量参考

不同分期	长径（cm）	宽径（cm）	厚径（cm）
育龄期女性	5.0～7.5	4.5～6.0	3.0～4.5
绝经后女性	3.0～5.0	3.0～5.0	2.0～3.0

（2）内膜厚度：在子宫纵切面上显示宫体长轴，测量前后壁子宫肌层与内膜交界处之间最厚处的厚度（应包括两侧内膜的基底层）；存在宫腔积液时，前后壁内膜厚度需要单独测量（图8-18）。正常育龄期女性内膜厚度可随月经周期变化，一般不超过1.2 cm，偶可达1.5 cm。

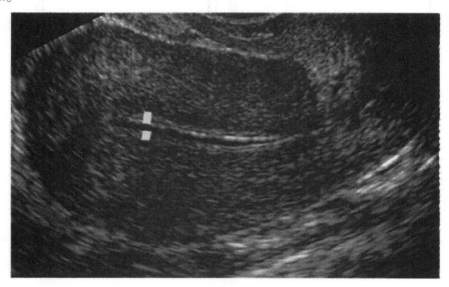

图 8-18　有宫腔积液时内膜厚度测量示意图
分别测量前后壁内膜厚度

（3）宫颈测量：在子宫纵切面上显示宫颈长轴，测量宫颈内口至宫颈外口的距离，即宫颈长径；同一切面测量与宫颈管纵轴垂直、前后壁外缘间的最大距离为宫颈前后径（图8-19A）；取宫颈横切面最大宽径为横径。正常成年女性宫颈测量参考值：长径2.0～3.0 cm，前后径1.5～2.0 cm，横径2.0～3.0 cm。当宫颈管线弯曲幅度较大时，为了避免低估宫颈管长度，应分节段测量并进行累加（图8-19B）。宫颈会随子宫收缩或患者体位改变而变化，因此检查时应多次测量取最小值。产科宫颈测量应充分放大图像，使宫颈占图像50%～75%，以便更清晰地显示宫颈结构。

三、检查内容

（1）子宫位置、形态、大小，肌壁回声是否均匀，有无病变等。

（2）子宫内膜厚度、形态、回声。

（3）宫颈大小及内部回声。

（4）正常子宫、附件及病变彩色多普勒超声表现。

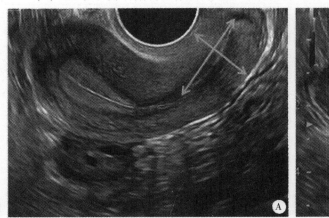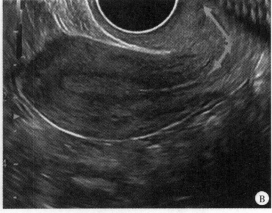

图 8-19　宫颈测量示意图

A. 显示宫颈长轴，测量宫颈长度及厚度；B. 宫颈管弯曲时，长度应分段测量

四、常见疾病

（一）子宫发育异常

1. 病因及临床表现

女性生殖系统在形成、分化过程中，因各种因素影响致副中肾管发育异常，形成各种发育异常的子宫和阴道。因副中肾管衍化物发育不全所致的畸形，包括先天性无子宫、始基子宫、幼稚子宫、单角子宫及残角子宫等；因副中肾管融合不全所致的畸形，包括双子宫、双角子宫、部分不完全纵隔子宫及完全纵隔子宫等。此外，还有己烯雌酚相关异常，是因胎儿时期在宫内受母体己烯雌酚影响引起子宫肌层收缩带样发育异常，宫腔呈"T"形改变，或宫腔上段缩窄，中下段增宽，此类异常少见。阴道畸形包括处女膜闭锁或阴道闭锁等（图 8-20）。

（1）先天性无子宫：为两侧副中肾管中段及下段未发育和汇合所致，常伴有阴道发育不全，多数患者可有较小的卵巢。临床表现为原发性闭经，第二性征及乳房可发育正常。

（2）始基子宫：因双侧副中肾管汇合后停止发育，未形成正常大小子宫，无宫颈与宫体。临床表现为原发性闭经。

（3）幼稚子宫：因双侧副中肾管汇合后停止发育，子宫停留在青春期子宫状态，其结构和形态正常，但体积较小，各径线均小于正常，宫体长度与宫颈等长或小于宫颈，常伴卵巢发育不全。临床表现为初潮延期、月经量少及不孕。

（4）双子宫：因双侧副中肾管完全未融合，各自发育形成双宫体、双宫颈、双阴道或单阴道（可见阴道纵隔），两子宫各有单一的输卵管和卵巢。临床可无症状或月经多、经期延长，常引起流产、早产、胎位异常等。

（5）双角子宫及弓形子宫：因双侧副中肾管未完全融合，子宫底部不同程度凹陷，双角子宫宫底凹陷≥1 cm。患者可无特殊表现，妊娠期间可发生早产、流产及胎位异常等。

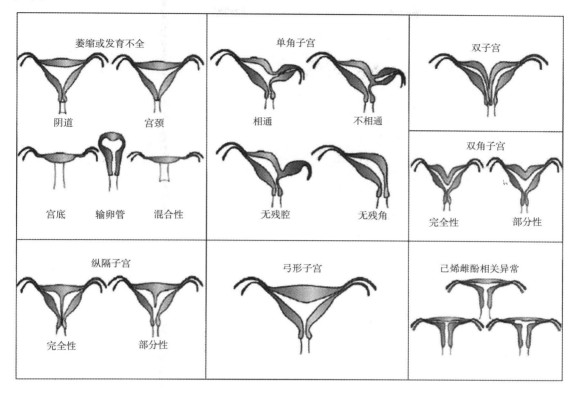

图 8-20　先天性子宫发育异常分类

（6）纵隔子宫：因双侧副中肾管融合后，中隔吸收不全所致，中隔由宫底延伸至宫颈内口形成完全纵隔子宫，未达宫颈内口形成不完全纵隔子宫。临床表现早产、流产、胎位异常及胎盘残留等。

（7）单角或残角子宫：因一侧副中肾管发育正常，另一侧发育不全或未发育所致。残角子宫可分为有内膜型及无内膜型，有内膜型可与单角子宫腔相通或不相通，有内膜不相通型可出现一侧下腹部周期性腹痛、不孕或残角子宫妊娠等。

（8）处女膜闭锁与阴道闭锁：处女膜闭锁因泌尿生殖窦上皮重吸收异常，未能向阴道前庭部贯穿所致。阴道闭锁多因先天性发育畸形所致，多位于阴道下段。两者可致经血无法排出，形成阴道及子宫积血。

2. 超声表现

（1）先天性无子宫：经腹扫查或经阴道扫查，膀胱后方均未显示子宫的声像，膀胱与直肠之间未见子宫回声，常合并无阴道，可见双侧卵巢结构。

（2）始基子宫：经腹扫查或经阴道扫查，膀胱后方可见一肌性低回声区，其长径 < 2 cm，难以分辨宫体及宫颈，无宫腔线及内膜回声，常合并无阴道，可见双侧卵巢结构。

（3）幼稚子宫：青春后期的女性，子宫结构和形态正常，但体积较小，长径 < 2 cm，宫颈相对较长，体颈比例小于 1，可见宫腔线及内膜回声，双侧卵巢结构也可见（图 8-21）。

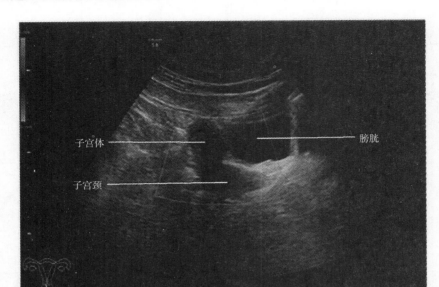

图 8-21 幼稚子宫声像图

子宫各径线均小于正常子宫，体颈比例小于 1，可见宫腔线及内膜回声

（4）双子宫：盆腔内可见两个完全独立的子宫声像，子宫大小正常或略小于正常，内膜回声均匀。横切面见两个子宫之间有间隙，可见单宫颈或双宫颈及单阴道或双阴道（图 8-22）。

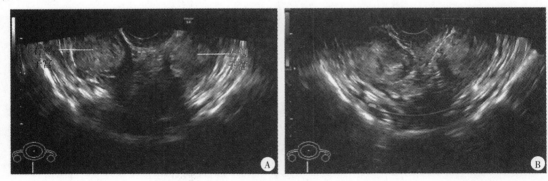

图 8-22 双子宫声像图

A. 盆腔内可见两个独立的子宫声像，中间被盆腔组织分隔开来；B. 子宫肌壁血流信号无明显异常

（5）双角子宫：横切面显示子宫底部较宽，中间凹陷，呈"马鞍形"或"蝶状"，形成两侧双角，近宫底处可见两个宫腔，而宫体、宫颈只有 1 个。三维超声冠状切面显示宫底部凹陷，见两个分开的宫角，子宫外形呈"Y"形，内膜形态也呈"Y"形（图 8-23）。

（6）纵隔子宫：子宫外形正常，宫底无凹陷或凹陷深度≤1 cm，横径增宽，其内可见两个内膜回声。若双侧内膜融合至宫颈，为完全性纵隔子宫；若双侧内膜回声未达宫颈即汇合，则为不完全性纵隔子宫。三维成像子宫冠状切面显示宫底形态正常，内膜呈"V"形（完全性纵隔子宫）或"Y"形（不完全性纵隔子宫）（图 8-24）。

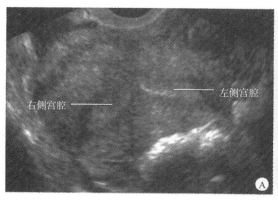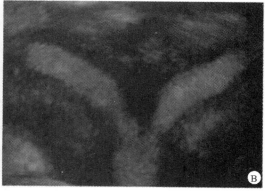

图 8-23　双角子宫声像图

A. 二维超声显示子宫横切面呈"蝶状"，宫底浆膜层凹陷；B. 3D 显示宫腔呈"Y"形

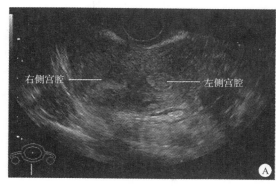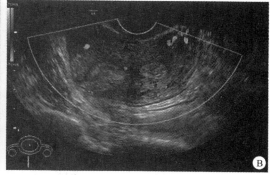

图 8-24　纵隔子宫畸形声像图

A. 横切可见两个内膜回声，两内膜延续至宫颈内口上方汇合；B. 子宫血流信号无明显异常

（7）单角或残角子宫：单角子宫外形呈"羊角状"，宫体及宫腔横径较短，宫腔呈管状或"香蕉形"，一角缺失，横切仅显示一侧宫角，可见双侧卵巢发育正常。残角子宫显示单角子宫无宫角侧椭圆形或长条形等回声或低回声团，其内可见内膜或无内膜回声，有内膜型宫腔可与单角子宫腔相通或不相通，残角宫腔内有积血时，可见无回声区（图 8-25）。

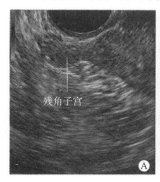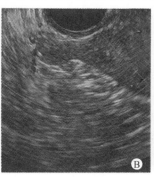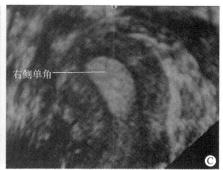

图 8-25　左侧残角、右侧单角子宫声像图

A、B. 二维超声显示附件区椭圆形等回声团（左侧残角），与子宫相连；C. 3D 显示宫腔呈"香蕉状"（右侧单角）

（8）处女膜闭锁与阴道闭锁：处女膜闭锁超声显示阴道内无回声区，可蔓延至宫颈、宫腔、输卵管甚至腹腔内，内有细点状回声。阴道闭锁时，可显示阴道中上段结构，内可见线状的气体强回声，当有经血积聚时，中上段阴道、宫颈、宫腔及输卵管内均可见无回声区积聚。

（9）多普勒超声：在子宫发育异常中无特异性，双子宫的每个子宫均可显示正常的血流信号。幼稚子宫血流显示较少。

3. 鉴别诊断

（1）始基子宫与幼稚子宫：前者难以分辨宫体及宫颈，无宫腔线及内膜回声；而后者可见宫腔、内膜、宫体及宫颈，但宫体与宫颈比例＜1。

（2）完全性与不完全性纵隔子宫：三维超声冠状面显示完全性纵隔子宫分隔达宫颈内口，内膜呈"V"形，不完全性纵隔子宫分隔位于宫颈内口以上，内膜呈"Y"形。

（3）双角子宫与部分性纵隔子宫：前者子宫外形及宫腔内膜回声均呈"Y"形；后者宫腔内膜回声呈"Y"形，但子宫外形正常，宫底无凹陷。

（4）子宫肌瘤、腺肌瘤与有内膜型残角子宫：可通过不同月经周期动态观察，残角子宫有内膜型其内膜发生周期性改变，而子宫肌瘤与腺肌瘤则无明显的周期性变化。

4. 注意事项

（1）注意观察子宫是否存在，子宫数目、大小、形态及回声，有无独立的宫底、宫体及宫颈。

（2）处女膜闭锁与阴道闭锁时，应测量宫腔及阴道积血的范围、阴道积血与阴道外口的距离。

（二）子宫肌瘤

1. 病因及临床表现

子宫肌瘤是女性生殖系统最常见的良性肿瘤，由平滑肌和纤维组织构成。根据其在子宫中生长部位不同主要分为肌壁间肌瘤、浆膜下肌瘤和黏膜下肌瘤3种，当肌瘤位于宫颈，称宫颈肌瘤（图8-26）。肌瘤内部可发生囊性变、钙化、红色变性、肉瘤样变等。子宫肌瘤主要与雌激素水平升高有关，常发生于育龄妇女。其临床症状与肌瘤的生长部位及速度、大小等有关，较小肌瘤患者无明显症状，较大肌瘤可导致月经量增多、月经不规律、白带增多、贫血、下腹坠胀、腰背酸痛；肌瘤压迫周围器官导致尿频、排尿困难、便秘；黏膜下肌瘤可导致不孕、胚胎停育。

2. 超声表现

（1）二维超声：子宫增大，形态不规则，肌瘤呈类圆形，可向子宫表面突出，或向宫腔突起引起宫腔线偏移。

1）肌壁间肌瘤：呈漩涡状低回声或中等回声团块，与正常肌壁分界清晰，并伴有不同程度的后方衰减，较大肌瘤可向子宫表面突出，或压迫宫腔线使其偏移，肌瘤内部回声均匀或不均匀。

2）浆膜下肌瘤：子宫肌瘤大部分或完全突出于子宫以外，可通过蒂与子宫相连，其余超声表现与肌壁间肌瘤类似（图8-27）。

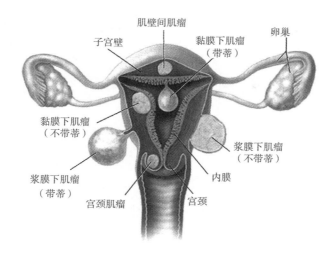

图 8-26 宫颈肌瘤位置示意图

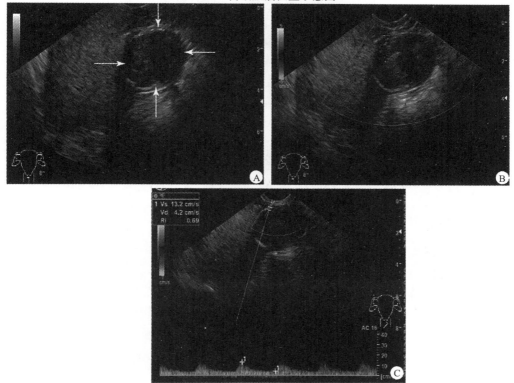

图 8-27 浆膜下子宫肌瘤声像图

A. 子宫后壁可见一个类圆形低回声团，边界清晰，向子宫外突出，内部回声欠均匀；B. 周边可见条状血流，内部血流稀少；C. 周边动脉频谱呈中等阻力型（RI：0.69）

3）黏膜下肌瘤：子宫肌瘤突向宫腔，较大时可脱入宫颈及阴道，具有典型肌瘤的特征，有球体感，与内膜分界清楚，也可部分在肌壁间，部分突向宫腔（图 8-28）。

4）宫颈肌瘤：较少见，肌瘤位于宫颈，其余超声表现与肌壁间肌瘤类似（图 8-29）。

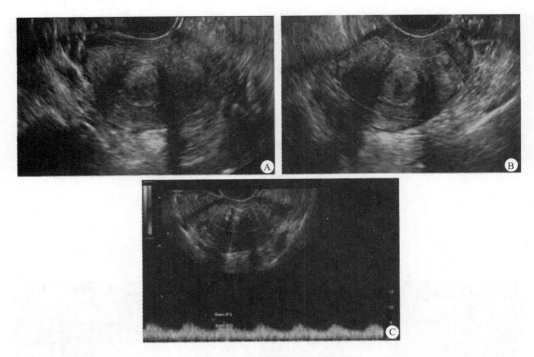

图 8-28 黏膜下肌瘤声像图

A. 宫腔与肌壁间可见一个类圆形低回声团，边界清晰；B. 周边及内部可见条状血流；C. 周边-动脉频谱呈中等阻力型（RI：0.59）

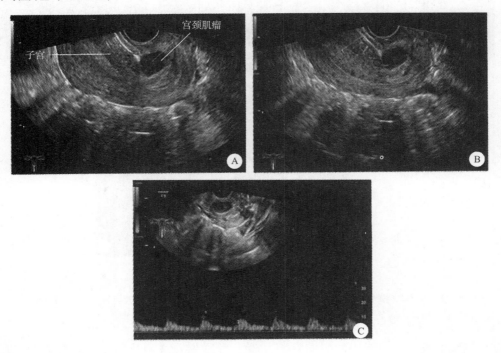

图 8-29 宫颈肌瘤声像图

A. 宫颈前唇内可见一个类圆形低回声团，边界清晰，内部回声欠均匀；B 周边可见条状血流，内部可见点状血流；C. 周边-动脉频谱呈中等阻力型（RI：0.65）

5）继发改变：子宫肌瘤可发生各种变性，内部可出现无回声或高回声。肌瘤发生囊性变，内部出现不规则无回声区（图8-30A、图8-30B）；肌瘤发生红色样变性，多见于妊娠期及产褥期，内部出现多个互相交通的无回声区（伴剧烈疼痛）；若肌瘤有钙化时，其内见点状、片状、团块状强回声，后伴声影；肌瘤发生肉瘤样变性时，肿块迅速增大，内部回声紊乱、不均匀，彩色多普勒超声显示血流丰富。

（2）多普勒超声：肌瘤周围可见环状或半环状血流，内部可见不同程度的星点状或条状血流，呈中等阻力动脉频谱；肌瘤发生变性时，阻力指数可呈高阻型（图8-30C）。

（3）三维超声：黏膜下肌瘤冠状面显示三角形内膜基底层一边或多边不完整，可显示肌瘤蒂所在位置，宽带型可见肿块自肌层向宫腔内突出（图8-31）。

3. 鉴别诊断

（1）子宫内膜息肉：子宫黏膜下肌瘤超声表现为宫腔类圆形低回声团，基底内膜线变形或中断；子宫内膜息肉超声表现为宫腔梭形中强回声团，基底处内膜连续。

（2）卵巢肿瘤：子宫浆膜下肌瘤通过蒂与子宫相连，突出于子宫外，挤压腹部两者同向运动；卵巢肿瘤不与子宫相连，也无与子宫相连的环状血流包绕，同侧卵巢结构异常或显示不清。

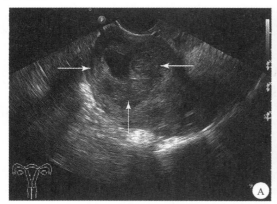
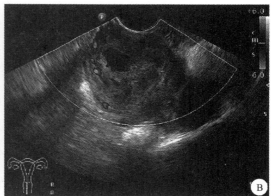
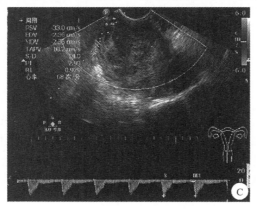

图8-30　子宫肌瘤囊性变声像图

A. 子宫前壁可见一个类圆形低回声团，边界清晰，内部回声不均匀，可见不规则无回声区；B. 周边及内部可见条状血流，无回声区内部未见血流；C. 周边-动脉频谱呈高阻力型（RI：0.92）

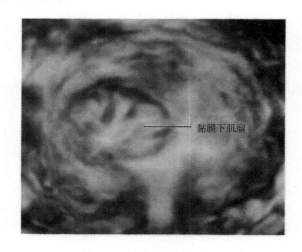

图 8-31　黏膜下肌瘤 3D 图像
三角形内膜基底层一边不完整，可见肿块向宫腔内突出

（3）子宫内膜癌：需与黏膜下肌瘤鉴别，前者超声表现为内膜厚度增厚，回声不均匀，病灶无明显边界，彩色多普勒超声显示血流信号丰富，血流阻力指数较低（＜0.5）。

（4）子宫腺肌瘤：需与肌壁间肌瘤鉴别，前者边界欠清晰，后方伴声衰减，内部血流信号较少，无环状血流信号包绕。

（5）子宫畸形：双子宫的一侧宫体、残角子宫等先天性子宫畸形有时易被误诊为子宫肌瘤。注意宫腔线及宫体的形态、血流情况以鉴别。

（6）子宫肥大症：常见于子宫复旧不良、多产妇，表现为子宫均匀性增大，宫壁无异常占位。

4. 注意事项

（1）注意肌瘤位置、数目、形态、回声、血流分布，内膜形态、回声，宫腔线是否偏移。

（2）通过彩色多普勒观察病灶周边是否有环状血流，可帮助鉴别子宫肌瘤与子宫腺肌症。

（三）子宫内膜异位症

1. 病因及临床表现

子宫内膜异位症是指子宫内膜组织（腺体和间质）生长在宫腔以外的位置而形成的一种疾病，如异位于子宫肌壁、卵巢、肠壁及盆腔等。异位的子宫内膜受雌激素作用出现周期性出血，引起周围组织纤维化。子宫内膜侵入至肌层称为子宫腺肌症，如病灶局限呈结节状，称为腺肌瘤。侵入卵巢者称为卵巢子宫内膜异位囊肿。若异位至腹壁剖宫产切口瘢痕周围则形成腹壁瘢痕子宫内膜异位症，可发生于瘢痕上各层，局部腹壁增厚。本病临床表现主要为腹痛、痛经、月经不规律、月经量增多、子宫增大、不孕及腹部包块等。妇科检查时子宫增大、质硬，附件区可扪及囊性包块。

2. 超声表现

（1）二维超声。

1）子宫腺肌症：子宫增大，形态饱满，呈球形；前后壁肌层不对称性增厚，肌层回声增强、不均匀，呈紊乱的点状或条索状强回声，可见散在的小无回声区；肌层及子宫后方常伴有栅栏状衰减；内膜向前或向后偏移（图8-32）。

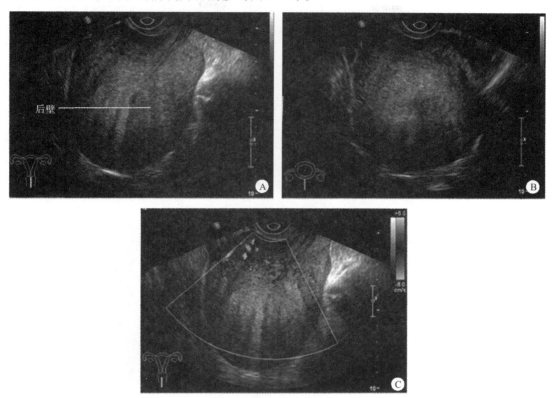

图8-32　子宫腺肌症声像图

A、B. 纵切面与横切面分别显示子宫形态饱满，呈球形，肌层回声增粗、增强，后方伴有栅栏状衰减；C. 子宫前壁血流信号较丰富，后壁血流信号稀少

2）子宫腺肌瘤：子宫肌层内可见局限性中低回声团，单发多见，边界欠清，内部回声欠均匀，周边无包膜回声及声晕。

3）子宫内膜异位症或囊肿：最常见子宫内膜异位到卵巢形成巧克力囊肿，超声可见卵巢内单发或多发类圆形低回声区，大小不等，壁稍厚、毛糙，内部充满细密点状低回声，似"云雾状"。腹壁瘢痕子宫内膜异位症表现为瘢痕周围可见单个或多个梭形或椭圆形低回声团，边界较模糊，内部回声不均匀，扫查时病变部位有压痛。若异位在盆腔其他部位，可表现为肠管、网膜间高回声或低回声或无回声包块。

（2）彩色多普勒超声。

1）子宫腺肌症：子宫肌壁血流信号丰富，分布紊乱，测及高速高阻动脉血流频谱，但由于本病常伴声衰减，不容易显示血流信号。

2）子宫腺肌瘤：病灶内部可见点状或条状血流信号。

3）子宫内膜异位囊肿/包块：囊肿内部一般无血流信号，囊肿周围未见或可见点状血流信号，呈中等阻力动脉频谱。腹壁瘢痕子宫内膜异位包块周边及内部常可见条状血流，可测及子宫动脉样频谱（图8-33）。

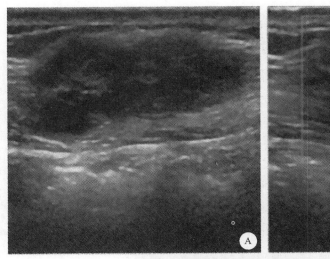
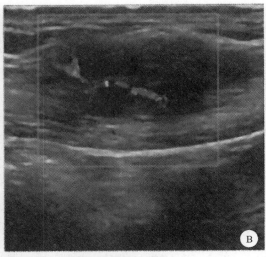

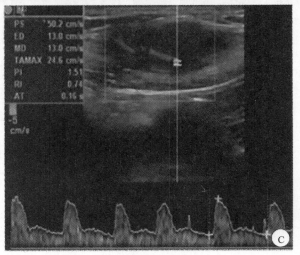

图 8-33 腹壁瘢痕子宫内膜异位声像图

A. 刮宫产腹壁瘢痕周围可见椭圆形低回声至无回声团，边界模糊，内部回声不均匀；B. 周边及内部可见条状血流；C. 测及子宫动脉样频谱（RI：0.74）

3. 鉴别诊断

（1）子宫腺肌瘤与子宫肌瘤：子宫腺肌瘤周边无包膜回声及声晕，边界欠清，周边无环绕或半环状的血流信号；子宫肌瘤周边有假包膜，边界清楚，周边可见环绕或半环状血流信号。

（2）巧克力囊肿与畸胎瘤、输卵管囊肿：巧克力囊肿内部充满细密点状低回声，似"云雾状"；畸胎瘤内部可见高无混合回声；输卵管囊肿一般回声较清亮，无细密的点状低回声。

（3）子宫肉瘤：子宫腺肌瘤内部血流信号显示少，测及高速高阻动脉频谱；子宫肉瘤血流信号丰富，阻力指数低（RI＜0.4），可结合病史进行鉴别。

4. 注意事项

（1）注意观察子宫大小、形态、内部回声、边界，病变区范围及回声；肌层病变周边及内部彩色血流信号分布情况。

（2）注意观察双侧卵巢大小、形态是否正常，卵巢或盆腔囊肿的形态、大小、边界及内部回声。

（3）子宫内膜异位症需结合痛经病史及触痛病史进行诊断，有针对性地探查病灶。

（4）腹壁瘢痕子宫内膜异位症可应用高频探头，以提高诊断率。

（四）子宫内膜增生症

1. 病因与临床表现

子宫内膜增生症是由于内源性或外源性雌激素增高，持续作用于子宫内膜而无孕激素拮抗，引起内膜腺体或间质发生不同程度的增生性改变。根据子宫内膜增殖分化程度不同，分为单纯型、复杂型和不典型增生型。临床最常见的症状是月经紊乱、经期延长或不规则阴道出血，病程较长者可伴贫血。部分患者可有反应性子宫体积增大，质地较软。

2. 超声表现

（1）二维超声：根据子宫内膜增生的病理分型与声像图之间的关系，分为单纯型、复杂型和不典型增生型，不同分型超声表现不一样，主要表现为子宫体积增大或正常，内膜增厚，呈梭形或长椭圆形高回声，未绝经女性内膜厚度超过 1.2 cm，绝经妇女内膜厚度超过 0.5 cm。子宫内膜回声增强、模糊不清、均匀或不均匀，囊腺样增生型其内可见大小不等的类圆形无回声区。宫腔线可偏移，子宫内膜边缘不光整，但与肌层分界清楚。

（2）多普勒超声：子宫内膜中央及基底部可显示小条状血流，血流信号轻度增加或无明显异常。

3. 鉴别诊断

（1）子宫内膜癌：多发生于绝经后的妇女，患者常有阴道不规则出血。超声表现为宫腔内局限性或弥漫性中强回声，形态不规则，与子宫肌层分界不清。彩色多普勒超声显示病灶内部血流信号丰富，形态及分布不规则，探及低阻动脉频谱。

（2）子宫内膜息肉：超声表现为宫腔内梭形或椭圆形等回声或高回声团，边界清晰，内部回声欠均匀或均匀，彩色多普勒超声可检测到条状血流自息肉基底部进入内部。

4. 注意事项

（1）超声检查需注意内膜回声高低、厚度、形态及血流信号分布。

（2）由于子宫内膜有周期性变化，需要结合月经情况进行诊断，超声检查能提供一些信息，但最后的诊断仍需病理学检查。

（3）早期的子宫内膜癌与子宫内膜增生在超声图像上难以鉴别，对于可疑宫腔病灶应建议患者行诊断性刮宫，以免耽误病情。

（五）子宫内膜息肉

1. 病因与临床表现

子宫内膜息肉形成的原因可能为内膜炎症或雌激素水平过高，子宫内膜局部血管和结缔组织增生而成，可发生于任何年龄阶段。单发、较小的息肉一般不引起明显临床症状，多发或较大的息肉可导致月经过多、不规律或绝经后阴道流血等，息肉蒂长者脱出至宫颈内，可触及宫颈肿块。此外，子宫内膜息肉也常引起不孕。

2. 超声表现

（1）二维超声：子宫内膜局限性增厚，内可见一个或多个梭形或椭圆形等回声或高回声团，形态规则，边界清晰，内部回声较均匀，少数伴囊性变者内部可见"蜂窝状"小无回声区，宫腔线受挤压而弯曲。

（2）多普勒超声：子宫肌层血流无异常改变，病灶可探及自蒂部伸入中央的滋养血管（图8-34）。

（3）三维超声：宫腔形态规则，三角形内膜边缘欠规整但尚连续，内可见类圆形团块突出。

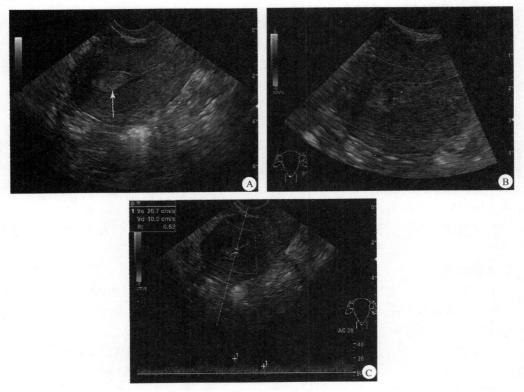

图8-34 子宫内膜息肉声像图

A. 宫腔可见一个梭形高回声团，形态规则，边界清晰；B. 可探及自蒂部伸入病灶中央的滋养血管；C. 测及低速中等阻力动脉频谱（RI：0.52）

3. 鉴别诊断

（1）子宫内膜癌：本病多发生于绝经后的妇女，临床常表现为绝经后不规则阴道出血，超声显示宫腔内局限性或弥漫性中强回声，形态不规则，与周围肌层分界不清，周边及内部可探及丰富的血流信号。

（2）黏膜下肌瘤：多显示为宫腔内类圆形低回声团，边界清晰，基底处内膜线连续性中断。

（3）子宫内膜增生：子宫内膜增厚，回声均匀或不均匀，内部可见多发小无回声区，宫腔线尚清晰、无偏移。

4. 注意事项

（1）当检查疑似子宫内膜息肉时，应注意观察其位置、数目、形态及大小，子宫内膜厚度及是否均匀，宫腔线是否连续，有无偏移。

（2）超声诊断子宫内膜息肉应结合月经情况进行分析，可建议患者于月经干净后 1 周内复查，此时内膜厚度较薄，回声较低且均匀，有利于息肉的鉴别。

（六）子宫内膜癌

1. 病因与临床表现

子宫内膜癌是发生于子宫内膜的一种上皮性恶性肿瘤，与雌激素对内膜的长期持续刺激有关。其主要发生于围绝经期及绝经后妇女，临床症状为阴道不规则出血、绝经后阴道出血、不同程度的阴道流液及阴道分泌物增多，全身症状包括贫血、消瘦、腹部包块，病灶较大时引起周围组织压迫症状，如肾积水、下肢水肿等。

2. 超声表现

（1）二维超声。

1）子宫增大，形态规则或不规则，可合并宫腔积液。

2）子宫内膜回声模糊、形态不规则、不均匀增厚，育龄妇女的内膜厚度 >15 mm，绝经后妇女的内膜厚度 >5 mm，呈弥漫性或局限性不规则的中强回声、等回声或低回声。

3）局灶型：内膜呈不均质团块样、乳头状突起，基底层与子宫肌层分界欠清，甚至侵及浆膜层。

4）弥漫型：内膜明显增厚、回声增强、形态不规则，基底层与子宫肌层分界不清。当病灶侵及宫旁组织时，在宫旁可探及低回声或中等回声团块。

（2）多普勒超声：彩色多普勒超声显示病灶周边及内部血流丰富，呈低阻型动脉频谱，RI<0.5（图 8-35）。

3. 鉴别诊断

（1）子宫内膜增生：子宫内膜增厚，回声均匀或不均匀，内部可见多发小无回声区，与子宫肌层分界清晰，血流信号无明显异常。

（2）子宫内膜息肉：宫腔可见梭形或椭圆形等回声或高回声团，形态规则，边界清晰，可探及由内膜基底层延伸至病灶内部的条状滋养血流。

（3）黏膜下肌瘤：常表现为宫腔内类圆形低回声团，形态规则，边界清晰，基底处内膜线中断，周边可见半环状血流信号。

4. 注意事项

（1）经阴道超声能清晰显示内膜与肌层分界，因而可以判断内膜癌的肌层浸润深度，从而进行初步临床分期。

（2）子宫内膜癌最后诊断依赖于病理学检查。凡绝经后妇女，超声检查发现内膜厚度 >0.5 cm，应建议其行诊断性刮宫或宫腔镜活检。

（3）早期子宫内膜癌多无特殊表现或仅见内膜轻度增厚，晚期子宫内膜癌常引起腹部包块、腹水或可发现远处转移病灶。

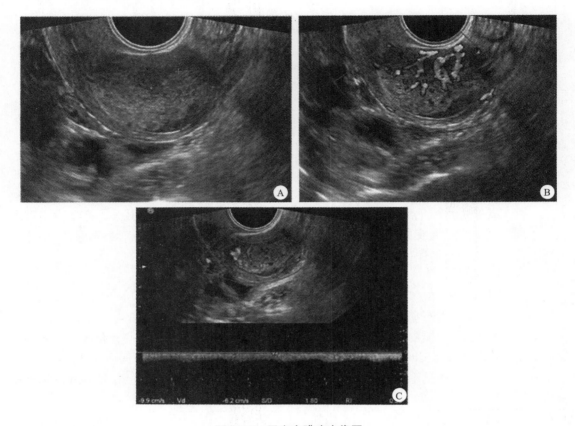

图 8-35　子宫内膜癌声像图

A. 二维超声显示宫腔内实性回声团块，边界不清，内部回声不均匀；B. 彩色多普勒超声显示病灶周边及内部血流丰富；C. 测得低阻动脉频谱（*RI*：0.38）

（七）宫颈癌

1. 病因与临床表现

宫颈癌是女性常见的恶性肿瘤，以 40 ~ 50 岁多见，可能与宫颈阴道部或移行区的鳞状上皮或宫颈管黏膜柱状上皮不典型增生有关，可分为外生型、内生型、溃疡型及颈管型 4 型。早期宫颈癌常无症状，浸润癌主要症状有阴道分泌物增多、接触性阴道出血或阴道不规则出血，晚期宫颈癌经直接蔓延或经淋巴转移，侵犯或压迫输尿管而引起肾盂积水，出现尿道刺激征、大便异常及肾功能不全等症状。体查可发现宫颈肥大、宫颈肿块。

2. 超声表现

（1）二维超声。

1）内生浸润型和溃疡型。超声可见宫颈增大，内部结构紊乱，回声不均匀，可见实性不均质低回声团，边界不清晰。

2）外生型。宫颈结构正常，宫颈外口处可见实性不均质低回声团，边界较清晰。

3）宫颈癌发生宫旁浸润时，宫旁组织如子宫下段内膜、肌层与宫颈分界不清，宫体正常结构难以分辨。

4）肿块较大引起宫颈管狭窄时，可导致宫腔积液；肿瘤向宫旁浸润至输尿管下段，或肿瘤压迫输尿管时，可导致一侧或双侧肾积水。

（2）多普勒超声：彩色多普勒超声显示宫颈病灶周边及内部血流信号丰富，分布紊乱，测得低等至中等阻力型动脉频谱（图8-36）。

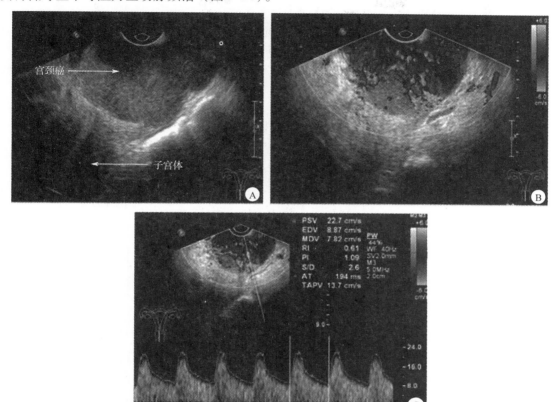

图8-36　宫颈癌声像图

A. 二维超声可见宫颈内不规则低回声团，边界不清晰；B. 彩色多普勒超声显示周边及内部血流信号丰富、分布紊乱；C. 测得中等阻力动脉频谱（*RI*：0.61）

3. 鉴别诊断

（1）宫颈肌瘤：二维超声表现为宫颈内椭圆形低回声团，形态规则，边界清晰，内部回声欠均匀，彩色多普勒超声显示其内部血流信号较少，周边可见环状或环状血流。

（2）宫颈息肉：较小的宫颈息肉或脱出于宫颈外口者容易漏诊，当有宫颈管积液衬托下，可清晰显示宫颈息肉，二维超声表现为宫颈内水滴状或梭形高回声或等回声或低回声团，形态规则，边界清晰，内部回声均匀，彩色多普勒超声可显示息肉蒂部或内部小条状血流（图8-37）。

（3）宫颈肥大：宫颈增大，回声不均匀，但外形尚规则，宫颈管梭形结构可见，彩色多普勒血流未见明显异常。

（4）宫颈囊肿：宫颈内单发或多发类圆形无回声区，直径数毫米至数厘米不等，边界清晰，后方回声增强，彩色多普勒显示内部未见血流信号（图8-38）。

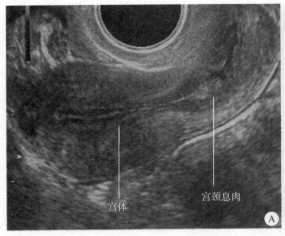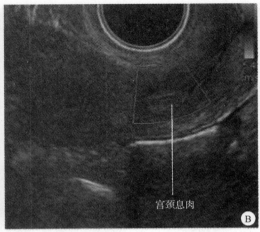

图 8-37　宫颈息肉声像图

A. 二维超声显示宫颈内梭形高回声团，边界清晰；B. 彩色多普勒超声显示其内部小条状血流信号

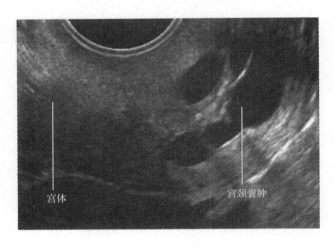

图 8-38　宫颈囊肿声像图

宫颈内多发类圆形无回声区，边界清晰，后方回声增强

4. 注意事项

（1）检查宫颈病变时，应注意观察宫颈大小、形态，内部回声；重点观察病变位置、范围、形态、回声，与子宫肌层的关系，彩色血流分布状况，宫旁是否有病灶浸润。

（2）超声对早期宫颈癌的检出较困难，常易漏诊，应注意仔细扫查。必要时建议患者行宫颈刮片细胞学检查，有利于发现宫颈癌前病变和早期宫颈癌。

（八）子宫肉瘤

1. 病因与临床表现

子宫肉瘤多发生于围绝经期妇女，临床少见，源于子宫肌层或肌层结缔组织和内膜间质，根据来源不同分为平滑肌肉瘤、子宫内膜间质肉瘤和恶性苗勒管混合瘤。临床常见的症状为不规则阴道流血，阴道分泌物增多，短时间内增大明显的下腹部包块，晚期压迫周围组织引起相应症状，如膀胱刺激征等。妇科检查可触及增大、质软的子宫。

2. 超声表现

（1）二维超声：子宫不规则增大．肌层可见分叶状或不规则形中回声、低回声或不均质混合回声团，与周围肌层分界尚清或不清，当病变占据整个子宫时，仅显示为盆腔占位，内部可见不规则无回声区。

（2）多普勒超声：彩色多普勒超声可见肿块周边及内部血流信号显著增多，流速增快，形态不规则，分布紊乱（图8-39），可测及高速低阻型动脉频谱（$RI_常 < 0.4$）。

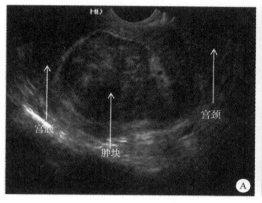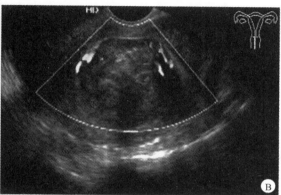

图8-39　子宫肉瘤声像图

A. 子宫肌层可见不规则低回声团，与周围肌层分界欠清，内部回声不均匀；B. 彩色多普勒超声可见肿块周边及内部血流信号显著增多，分布紊乱

3. 鉴别诊断

（1）子宫肌瘤：较大的子宫肌瘤内部回声呈旋涡状，形态规则，呈类圆形，边界清晰，周边可见环状或半环状血流信号；而子宫肉瘤形态不规则，与周围肌层分界不清。

（2）子宫内膜癌：超声表现为宫腔内局限性或弥漫性中强回声，形态不规则，与周围组织分界不清，病灶周边及内部可探及丰富的血流信号；而子宫肉瘤主要位于子宫肌壁间，与周围肌层分界不清。

4. 注意事项

早期子宫肉瘤超声表现无特异性，且与子宫内膜癌或子宫肌瘤极为相似，容易误诊，对于生长速度较快或血流信号非常丰富的子宫或盆腔肿块需提高警惕，结合多普勒超声有助于鉴别。

（九）宫腔妊娠产物残留

1. 病因与临床表现

宫腔妊娠产物残留是指终止妊娠或分娩后妊娠物没有完全排出，仍有部分残留在宫腔内。临床表现为不规则或持续阴道流血，出血量多少不等，尿妊娠试验阳性。

2. 超声表现

（1）二维超声：子宫增大或大小正常，宫腔线不清晰，宫腔及内膜回声模糊不清；宫腔内可见高回声或混合回声团，常位于宫角处，形态不规则，与周围肌层分界不清，内部回声不均匀；若合并积血，可见宫腔线分离，宫腔内见液性暗区。

（2）多普勒超声：彩色多普勒超声显示团块内部、与子宫前后壁肌层交界处血流信号丰富，常测及高速低阻型动脉频谱（图8-40）。

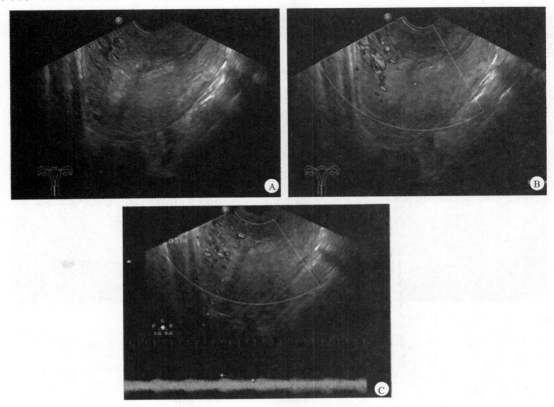

图 8-40　宫腔妊娠产物残留声像图

A. 二维超声可见宫腔回声模糊，与前壁交界处见混合回声团；B. 彩色多普勒超声显示混合回声团内部与子宫前壁及宫底肌层交界处血流信号丰富；C. 测得较低阻力动脉频谱（*RI*：0.52）

3. 鉴别诊断

（1）子宫内膜息肉：为宫腔内梭形或椭圆形中回声、强回声团，边界清晰，内部回声均匀，彩色多普勒超声显示自蒂部延伸至团块内部的条状滋养血流，血流信号不丰富。

（2）子宫内膜癌：宫腔内局限性或弥漫性中强回声或混合回声，形态不规则，与周围组织分界不清，病灶周边及内部可探及丰富的血流信号。

（3）子宫内膜增生：局限性子宫内膜增生表现为内膜增厚、回声不均匀，呈高回声，与邻近内膜分界欠清晰，血流信号不丰富。

（4）妊娠滋养细胞肿瘤：超声鉴别要点是病灶位置及血流情况，妊娠产物残留的病灶位于宫腔，与肌层交界处血流较丰富，但走行规则；而妊娠滋养细胞肿瘤病灶侵犯肌层，血流信号极为丰富且紊乱。

4. 注意事项

（1）对于流产后或引产后的患者，应注意观察宫腔内是否有异常回声团、团块形状、内部回声与子宫肌层分界情况及血流灌注、两侧宫角是否清晰。

（2）结合病史、临床症状及尿/血 hCG 有助于本病的诊断。

（十）宫内节育器

1. 位置异常的临床表现

宫内节育器（IUD）一般采用防腐塑料或金属制成，可附有避孕药物，其种类有圆形环、T 形环、宫形环、Y 形环等多种。正常时位于宫腔底部，位置异常包括节育器嵌顿、下移、脱落，并发症有子宫穿孔、宫腔感染、带器妊娠等。临床症状表现为节育器位置异常所致及并发症症状，如阴道不规则流血、腹痛、腹胀及发热等。

2. 位置异常的超声表现

（1）正常 IUD 位置为近宫底的宫腔中上部，其下缘在宫颈内口之上。IUD 的共同特点为强回声，但不同类型的 LUD 回声不同。含金属的 IUD 为强回声，后方伴有"彗星尾"征或声影；而塑料材质 IUD 回声强度较弱，无明显"彗星尾"征及声影（图 8-41）。

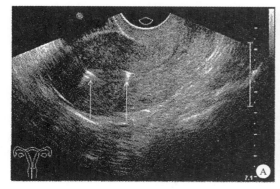
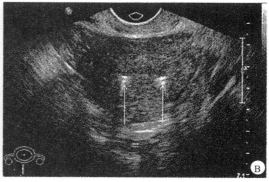

图 8-41　宫内节育器位置正常声像图

A. 纵切面显示节育器位于近宫底的宫腔中上部，后方伴有"彗星尾"征；B. 横切面显示节育器位于宫腔内

（2）子宫纵切面上节育器为高回声或强回声，金属单环呈二字形，T 形环呈 I 形、"V"形环呈 I 形；横切面时，金属单环呈圆形，V 形环呈三角形。

（3）IUD 位置下移：节育器可下移至宫腔下段、宫颈管内等。超声表现为 IUD 未位于宫腔的中上部，上缘不贴近宫腔底部，上方可见子宫内膜回声，或节育环顶端距离宫底浆膜层 >2 cm（该处肌层无占位性病变时），或下缘达宫颈内口以下（图 8-42）。

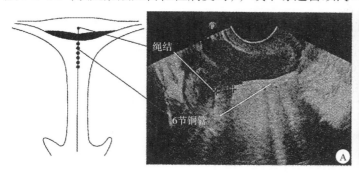
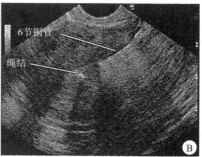

图 8-42　吉尼环位置正常及下移声像图

A. 吉尼环呈 I 形，位置正常；B. 节育环下移至宫腔中下段，顶端距离宫底浆膜层约 2.5 cm

（4）IUD 肌层嵌顿：超声表现为 IUD 强回声脱离宫腔中心部位，部分位于子宫肌层，周围可见肌层环绕。

（5）IUD 异位致子宫穿孔：宫腔内未见节育器回声或仅见位置异常的节育器回声，而在子宫旁或腹腔内可见部分或完整的节育器强回声，子宫浆膜层局部连续性中断。

（6）IUD 脱落：经多切面、多角度扫查，子宫内均未探及节育器回声。

（7）三维超声成像：三维超声可直观显示节育器的形态及位置，评价宫内节育器变形、移位或节育器嵌顿肌层的深度。

（8）合并盆腔炎症：少数带节育器者可因上行感染，发生子宫内膜炎、输卵管炎，甚至盆腔脓肿、输卵管卵巢脓肿等。

3. 鉴别诊断

宫内钙化或宫腔充满气体强回声的情况下超声表现类似 IUD，须结合病史进行鉴别。超声可见前者呈点状或片状高至强回声，形态不规则；后者一般有特定形态，如 I 形或 O 形等。

4. 注意事项

（1）注意观察节育器的位置、回声，距离宫底浆膜层的距离，有无合并妊娠、血肿等。

（2）对于过度前屈或后屈的子宫、哺乳期子宫、产后子宫等，在放置 IUD 时常有穿孔的危险，应注意操作轻柔、熟练。

（3）超声特别是三维超声能准确地判断宫内有无节育器及其位置，观察节育器有无下移或嵌顿，可引导节育器放置或取出。

（十一）子宫穿孔

1. 病因及临床表现

子宫穿孔为妇产科宫腔手术中常见的并发症，与子宫本身状况及操作技术有关，多见于妊娠期子宫、瘢痕子宫、子宫过度倾屈、子宫畸形、操作者技术不熟练等。穿孔部位多见于子宫峡部及两侧宫角。子宫穿孔分为不完全性穿孔和完全性穿孔，前者局限于子宫肌层，未穿破浆膜层，后者突破浆膜层。临床表现为宫腔手术过程中患者突发下腹剧痛，若穿孔损伤到较大血管，短时间内即可有内出血的典型表现，并可发生休克。若脂肪垂、网膜、肠管等盆腹腔脏器嵌顿于肌层或宫腔，可造成肠坏死、感染，甚至危及生命。

2. 超声表现

（1）不完全性穿孔：未损伤血管时可无特殊表现，子宫轮廓清楚，浆膜层回声连续，在子宫肌壁间可见条状高回声带，为吸宫时进入的气体，宫腔内可见少量液体。彩色多普勒超声显示损伤处无血流信号。

（2）完全性穿孔：子宫大小正常或稍大，宫腔内可见强回声或液体，在损伤肌层可见条状高回声带，形态不规则，近端与宫腔相通，远端突破子宫浆膜层，浆膜层连续性中断，腹腔内可见气体强回声。当穿孔较大时，损伤肌层及宫腔内可见肠管样回声，盆、腹腔内可见游离液性暗区。彩色多普勒显示损伤处常无血流信号，当穿孔大、盆腹腔脏器嵌顿多时，可探及血流信号（图 8-43）。

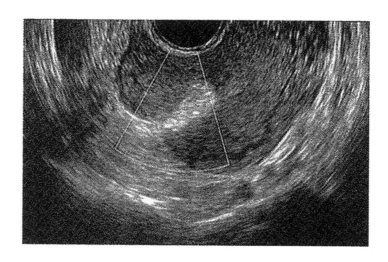

图 8-43　子宫穿孔声像图
子宫浆膜层连续性中断，肌层内可见条状高回声

3. 鉴别诊断

（1）宫腔内妊娠产物残留：子宫浆膜层光滑，子宫肌层欠均匀，宫腔内可见不规则混合回声团，边界不清。彩色多普勒显示团块内部与子宫前后壁肌层交界处血流信号丰富，测及高速低阻动脉频谱。

（2）宫内节育器嵌顿：节育器嵌顿于子宫肌壁或穿破浆膜层，强回声可伴"彗星尾"征，结合病史有助于鉴别。

（3）剖宫产切口：子宫前壁下段切口处为低回声，彩色多普勒血流未见异常。

4. 注意事项

（1）怀疑子宫穿孔的患者，超声检查时应注意子宫的轮廓是否完整，浆膜层回声是否连续，子宫肌壁回声是否正常，宫腔线与子宫肌壁是否相通。

（2）注意观察宫腔内有无肠管回声，盆、腹腔有无液性暗区、团块回声等。

（3）子宫穿孔常发生于人工流产等宫腔操作时，操作者应详细询问子宫位置、畸形等病史，注意操作轻柔、规范。

（十二）剖宫产术后子宫瘢痕及瘢痕憩室

1. 病因及临床表现

子宫切口愈合不良是剖宫产术后常见的并发症，可能与手术切口位置选择过低或过高、手术切口缝合欠佳、切口修复不良、子宫内膜异位于切口内、剖宫产次数增多等有关。因瘢痕处子宫肌层及内膜变薄，局部向外突出形成憩室，患者主要临床症状为腰腹痛、月经过多或不规则阴道流血，可合并感染症状，严重者导致瘢痕妊娠。

2. 超声表现

剖宫产术后子宫瘢痕超声表现为子宫前壁下段切口处条状回声或团块状不均匀低回声，但浆膜层尚连续，血流信号无异常；子宫瘢痕憩室表现为子宫前壁瘢痕处肌层不连续，可见三角形或不规则形无回声区，与宫腔及宫颈管相通，无回声区内部无血流信号（图 8-44）。

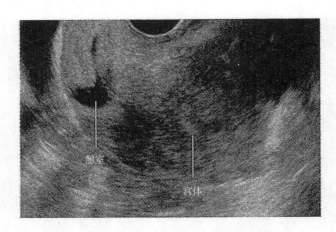

图 8-44 瘢痕憩室声像图

子宫前壁瘢痕处可见不规则无回声区，与宫腔及宫颈管相通

3. 鉴别诊断

（1）流产后残留：流产后少许积液残留在子宫下段，需与无回声憩室鉴别，残留积液前壁肌层连续性完整，结合病史有助于鉴别。

（2）宫颈囊肿：宫颈前壁的囊肿常多发，呈类圆形，内部透声好，后方回声增强，不与宫腔相通。

（3）瘢痕妊娠：早期瘢痕处妊娠未见胚芽时，孕囊形态呈椭圆形，不与宫腔相通，可通过血 hCG 阳性及停经史来鉴别。

4. 注意事项

（1）仔细观察子宫前壁下段切口愈合情况，测量下段切口局部肌层厚度、局部肌层分离程度、切口上缘与宫腔线间距离等。

（2）瘢痕憩室的形态及大小可随月经周期的不同而变化。

（3）瘢痕憩室有可能导致憩室处异位妊娠、胎盘植入或妊娠子宫破裂等严重并发症，阴道超声能及时发现切口瘢痕愈合不良，并提供临床早期干预治疗。

（十三）宫腔粘连

1. 病因及临床表现

宫腔粘连是因宫腔操作不当、宫腔感染及开腹手术等致内膜过度损伤、肌层粘连。根据宫腔粘连的子宫部位分宫颈粘连、宫颈和宫腔粘连及宫腔粘连 3 类。按粘连累及内膜部位分为中央型、周围型和混合型三种。临床表现为不孕、月经减少、闭经及周期性腹痛等。

2. 超声表现

宫腔粘连的声像表现与内膜的损伤部位和程度有关。

（1）二维超声。

1）子宫内膜厚薄不均，局部毛糙，与周围肌层分界不清，局部回声连续性中断，宫腔内可见不规则的低回声带。

2）宫腔内显示不规则无回声区伴高回声带，常发生在宫腔下段或表现为宫颈粘连。

3）宫腔粘连合并子宫内膜息肉、子宫纵隔等宫腔内其他病变为复杂性宫腔粘连，超声表现难以鉴别。

（2）彩色多普勒超声：血流信号常无明显异常，或内膜血流信号较少，合并宫腔内其他病变时血流信号表现各异。

（3）三维超声：中央型粘连表现为宫腔中段内膜缺损，宫角或宫底部内膜回声正常（图8-45）；周围型粘连表现为宫角内膜呈细线状或消失，子宫中段内膜线正常；混合型粘连表现为宫角和宫腔同时存在内膜缺损（图8-46）。

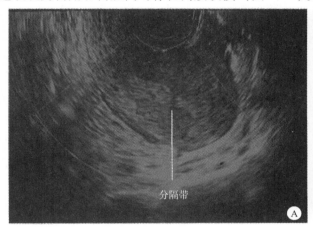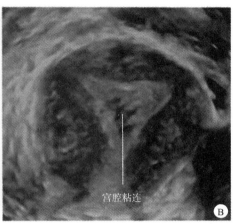

图8-45　宫腔粘连（中央型）声像图
A. 二维超声显示宫腔内低回声分隔带；B. 3D 显示宫腔中段内膜缺损

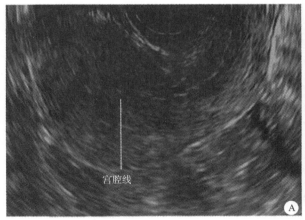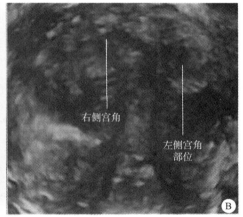

图8-46　宫腔粘连（混合型）声像图
A. 二维超声显示子宫内膜回声模糊；B. 3D 显示部分宫腔及左侧宫角内膜显示不清

3. 鉴别诊断

（1）子宫内膜息肉：宫腔内等回声或高回声团，呈梭形或椭圆形，形态较规则，内膜线偏移。

（2）黏膜下肌瘤：宫腔内类圆形等回声或低回声团，边界清晰，彩色多普勒周边可见环状血流，宫腔粘连的低回声区无血流信号。

（3）子宫内膜腺囊样增生：内膜明显增厚，回声增强，其内有大小不等的小液性暗区。

4. 注意事项

（1）检查时需经腹部超声与经阴道超声联合了解宫腔整体形态，需从宫底至宫颈仔细扫查，包括宫颈内口和两侧宫角，发现子宫内膜回声、厚度的改变及宫腔积液则需考虑本病。

（2）当观察到子宫内膜息肉、子宫纵隔等病变时，仍需仔细辨别子宫内膜回声与厚度的变化，观察宫腔内是否有低回声带，子宫内膜与周围肌层分界是否清晰，避免因发现宫腔内其他病变而忽略对宫腔粘连的诊断。

（金　壮）

第四节　卵巢疾病

一、适应证与禁忌证

（一）适应证

（1）卵巢位置、形态、大小及卵泡生长情况的观察。
（2）卵巢瘤样病变。
（3）卵巢肿瘤。
（4）监测卵泡发育，为辅助生育技术提供帮助。

（二）禁忌证

请参照本章第一节相关内容。

二、检查方法

1. 仪器

采用经腹部或经阴道或经直肠超声检查，必要时多种途径联合使用。经腹部超声检查选用 3.0～5.0 MHz 的凸阵探头，经阴道超声或经直肠超声检查选用 5.0～7.5 MHz 的腔内探头。

2. 患者体位

经腹部超声检查常用仰卧位，经阴道超声检查常用膀胱截石位，经直肠超声检查常用左侧卧位或膀胱截石位。

3. 扫查方法

将超声探头横切，显示两侧宫角，沿着宫角侧向盆壁，在髂血管内前方寻找卵巢。正常卵巢呈扁椭圆形，育龄妇女卵巢内可见卵泡，是辨认卵巢的最主要结构特征；绝经后妇女卵巢萎缩，不易显示，应沿双侧宫角向外仔细扫查，在髂血管内侧可能显示卵巢回声。卵巢的位置变化较大，对于后屈位子宫，卵巢常位于腹侧；伴有盆腔炎或卵巢子宫内膜异位症时，卵巢位置常上举或不定。

4. 测量方法

在卵巢最大切面上测量其长径及宽径，在垂直切面测量厚径（视情况测量）

（图8-47）。育龄妇女卵巢大小约 4 cm×3 cm×1 cm，绝经后逐渐萎缩变小。计算卵巢容积时，OV = 长径 × 宽径 × 厚径 × （π/6）。卵泡监测时，应分别记录窦卵泡数量及大小，显示卵泡最大切面，两线垂直，从内壁到内壁进行测量（图8-48）。

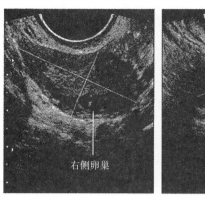
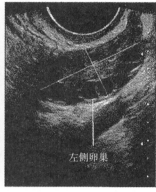

右侧卵巢　　左侧卵巢

图 8-47　卵巢大小测量示意图

显示卵巢的长轴最大切面，分别测量卵巢的长径和宽径

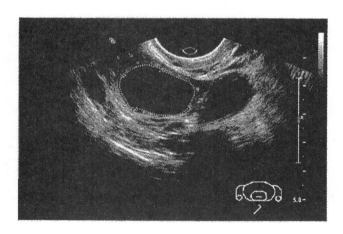

图 8-48　卵泡大小测量示意图

显示卵泡最大切面，两线垂直，从内壁到内壁进行测量

三、检查内容

（一）卵巢位置及形态

（1）正常卵巢位于子宫两侧上方、髂血管内侧，呈扁椭圆形，连接输卵管末端。

（2）异常盆腔及子宫附件有病变时，卵巢位置常发生改变，可位于子宫下方。当囊性、实性占位如巨大的卵巢囊肿压迫卵巢时，导致卵巢形态多变。

（二）卵巢大小

1. 正常卵巢大小

成年女性的卵巢大小约 4 cm×3 cm×1 cm。

2. 卵巢增大

成年女性卵巢长径大于 4 cm 即为增大。卵巢增大常见于多囊卵巢综合征患者；在性早熟的儿童，其子宫体积增大，卵巢增大超过正常同龄年段儿童，卵泡直径增大超过 0.4 cm，数目在 4 个或 4 个以上。

3. 卵巢缩小

正常绝经后女性，卵巢体积缩小，甚至无法探及；卵巢功能早衰的患者，卵巢体积缩小，长径常小于 2 cm。

（三）卵巢内部回声

1. 正常

卵巢回声略高于子宫。青春期前，卵泡直径可达 0.9 cm。8 岁半后到青春期前，卵巢发育呈"多囊样"改变，至少含 6 个卵泡，直径在 0.5～1.3 cm。正常女性儿童在优势卵泡发育和排卵性月经周期前均可出现这种"多囊"阶段。月经第 13～14 天，可显示 1 个（偶尔 2 个）优势卵泡，呈类圆形无回声区，张力好，周边可见环状血流（图 8-49）。排卵后，残余卵泡形成黄体，呈类圆形无回声或低回声区，壁厚，张力差，周边可见环状血流。

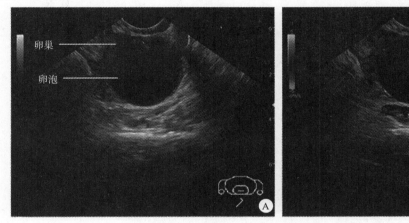
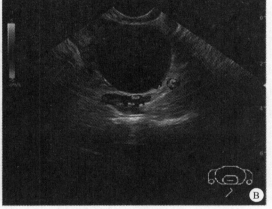

图 8-49　优势卵泡声像图

A. 卵巢内显示一个优势卵泡，呈类圆形无回声区，张力好；B 周边可见环状血流

2. 卵泡数量增多

卵巢内卵泡数量在 12 个以上即为增多，常见于多囊卵巢综合征，卵巢内卵泡呈"蜂窝状"表现，卵泡直径多小于 0.5 cm；青春期前，卵泡数量在 4 个以上即为增多，见于性早熟的女性儿童。

3. 卵巢髓质增多

常见于多囊卵巢综合征，卵巢髓质增多，回声增强，卵泡被挤向卵巢周边呈"车轮状"排列。

（四）肿块形态、边界及内部回声

发现附件区包块时，首先应仔细分辨同侧卵巢是否存在，对肿物的来源加以鉴别。随后，仔细观察肿物形态、边界、内部回声，囊壁是否光滑，壁上有无乳头并测量其大小。依据卵巢肿物的超声特点，可将其分为以下 3 类。

1. 卵巢囊性肿物

肿块为无回声，形态较规则，边界清晰、光滑，内壁光滑，后方回声增强。

2. 卵巢囊实性肿物

即混合性肿物，边界清晰或欠清晰，囊壁稍厚，其内可见无回声区，其余部分为低回声、等回声或强回声。

3. 卵巢实性肿物

肿物内大于80%的成分为中等回声、中高回声或低回声。

四、注意事项

（1）经腹部检查时不可过度充盈膀胱，这会使卵巢难以显示。

（2）使用超声仪器的谐波功能，有助于鉴别巧克力囊肿与其他囊肿、癌性腹水与良性腹水。

（3）当卵巢囊肿较大时，经腹部超声检查可能与膀胱相混淆，此时应在中线做纵切，可于囊肿下方发现有充盈尿液的膀胱；或嘱患者饮水后充盈膀胱，以鉴别。有时患者膀胱充盈良好，合并卵巢囊肿者易形成两个囊肿的假象，此时可仔细观察膀胱壁的三层结构，与囊肿的单层囊壁不同，或嘱其排尿即可鉴别。

（4）辨认卵巢结构对于鉴别附件区病变的来源非常重要，当病变来自卵巢本身或累及卵巢时，卵巢往往增大，形态不规则或正常结构消失；如果病变来自输卵管（如输卵管积水或输卵管妊娠）或卵巢系膜（如卵巢系膜囊肿）时，同侧卵巢结构正常。

（5）发现卵巢肿物后，要考虑患者的症状和月经周期。生理性囊肿可以自行消失，随诊观察对鉴别生理性囊肿与卵巢肿瘤非常重要。一般对于直径较小（＜5.0 cm）的囊肿可随访观察。

（6）一些生理性囊肿可因出血、破裂而发生急腹症；恶性肿瘤则因为肿瘤组织的浸润性生长，较少出现急性出血、破裂等症状。因此，卵巢肿物的随访需要把握好指征，一定要先除外肿物为恶性病变，同时应嘱患者有不适症状随时来医院就诊。

（7）彩色多普勒超声可以观察肿块的血流分布与形态，测量血流速度和阻力，为诊断提供更丰富的信息。高速低阻型血流多为恶性肿瘤的特征，但良性与恶性肿瘤的血流分布、形态及血流参数之间也有重叠，因此应结合彩色多普勒超声与二维超声综合分析。

（8）对于卵巢病变的定性诊断往往需要丰富的超声工作经验，平时应注意对阳性病例的随访和总结，而且超声不能定性诊断，在报告提示中需谨慎。

五、常见卵巢疾病

（一）卵巢囊肿

1. 病因与临床表现

（1）滤泡囊肿：由于成熟卵泡不排卵或闭锁导致卵泡持续存在、卵泡液潴留而形成。患者一般无症状，囊肿多在4~6周内逐渐消失，较大囊肿可出现扭转或破裂，也可导致机体内分泌失调，出现子宫异常出血。

（2）黄体囊肿：正常卵泡排卵后形成黄体，在月经周期及妊娠期都可以观察到，可逐渐缩小或消失。当囊肿内积聚较多液体或卵泡壁破裂引起出血量较多而潴留于囊腔内，形成黄体囊肿或血肿，其直径可达2.5 cm以上。黄体囊肿破裂时出现急腹症如腹膜刺激征等。

（3）黄素化囊肿：是由于促排卵治疗时卵巢过度刺激或发生滋养细胞疾病，由过高的hCG刺激卵巢而引起。临床表现为恶心、呕吐等，严重者可伴有胸腔积液、腹水，出现胸闷、腹胀症状。患者停用促排卵药物后囊肿逐渐缩小。滋养细胞疾病患者治疗后，囊肿也缩小。

2. 超声表现

（1）滤泡囊肿：卵巢内可见类圆形无回声区，多为单发，在应用激素类药物时可发生于双侧卵巢，囊肿壁薄而光滑，后方回声增强，周边可见卵巢回声，有时可见分隔，合并感染、出血时无回声区内可见密集细小点状回声；彩色多普勒超声可显示囊壁点状血流信号，内部无血流信号（图8-50）。

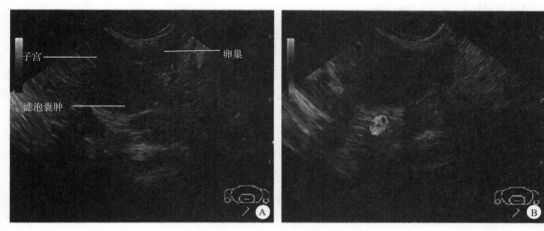

图8-50　滤泡囊肿声像图

A. 卵巢内可见类圆形无回声区，壁薄而光滑；B. 囊肿壁上血流信号不明显

（2）黄体囊肿：其超声表现在不同病例中变化较大，与囊内出血量的多少、残余卵泡液的多少及机化血块的大小、形成时间长短等相关。急性出血可表现为强回声，囊内血液机化形成不规则中低回声或中高回声；后期血块溶解时可见低回声网状结构；囊壁塌陷时则形成类圆形中等回声或中高回声；彩色多普勒超声显示囊肿周边有环状血流，频谱呈低阻型，囊内一般无血流信号（图8-51）。

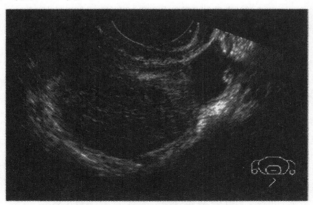

图8-51　黄体囊肿超声图像

卵巢内见类圆形低回声区，内见多发网状分隔

（3）黄素化囊肿：超声表现为双侧或单侧卵巢增大，内见多个无回声区，大小不一，壁薄、边界清晰、透声好，可有分隔；常伴子宫直肠陷凹积液；定期随访或治疗后可见病灶消失或缩小；彩色多普勒超声显示内部无血流信号。

3. 鉴别诊断

（1）巧克力囊肿：滤泡囊肿和黄体囊肿常单发，单侧多见，内部回声透亮，多于 1～3 个月自行消失；而巧克力囊肿可多发，双侧也可见，内部回声较低，呈"云雾状"，不会自行消失。

（2）卵巢实性肿瘤：卵巢囊肿囊壁上有血块附着时，可能被误认是卵巢囊性肿瘤壁上的乳头；囊内较多急性出血或囊肿壁塌陷时，可能被误认是卵巢实性肿瘤。黄体囊肿周边有环状血流信号，走行规则，频谱呈低阻型，内部未见血流信号，而卵巢实性肿瘤的实性成分内可见血流信号。

（3）异位妊娠破裂：卵巢囊肿破裂需与异位妊娠破裂相鉴别，前者超声表现为一侧卵巢增大、结构显示不清，卵巢内见不规则囊性包块；后者多有停经史，超声表现为一侧附件区包块，多位于卵巢与子宫之间，形态不规则，内部回声不均匀，双侧卵巢显示清晰。

4. 注意事项

（1）诊断滤泡囊肿需结合患者的月经周期及药物使用情况，囊肿可自行缩小、消失。

（2）黄体囊肿随诊观察 2 周左右可缩小，多在 4～6 周内自行消失。

（3）通过彩色多普勒或超声造影检查，有助于鉴别内部有血块的卵巢囊肿与内部有乳头的卵巢囊性肿瘤。

（二）多囊卵巢综合征

1. 病因与临床表现

本病是由于女性内分泌功能紊乱导致生殖功能障碍与糖代谢异常，患者血雄激素增多，卵泡不能发育成熟及排卵。临床主要表现为肥胖、胰岛素抵抗、多毛、月经稀发、闭经、不孕等。

2. 超声表现

（1）二维超声。

1）子宫偏小或正常大小，形态无特殊改变，但子宫内膜常增厚，回声增强。

2）双侧卵巢均匀性增大，也有少数患者卵巢无增大或仅单侧增大，大小可达直径 4.0 cm 以上，轮廓清晰，包膜回声增强。

3）卵巢实质内见 ≥12 个类圆形无回声区，直径一般为 0.2～0.9 cm，呈"蜂窝状"改变。

4）卵巢髓质成分增多，回声较强，卵泡被挤向卵巢周边，在卵巢被膜下沿卵巢周边呈"车轮状"排列（图 8-52）。

（2）多普勒超声：卵巢周边及内部血流信号较丰富，频谱阻力指数较正常卵泡低。

3. 鉴别诊断

本病应注意与其他因素引起的卵巢多囊性改变相鉴别，如慢性盆腔炎及促排卵时卵巢的多囊样改变，后两者卵巢内常可见较大的卵泡。

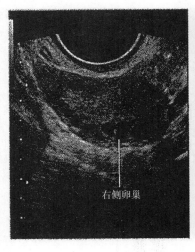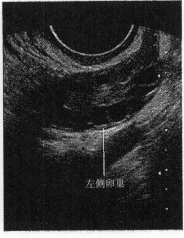

右侧卵巢　　　　　左侧卵巢

图 8-52　多囊卵巢综合征声像图

双侧卵巢内可见≥12 个类圆形无回声区，沿卵巢周边呈"车轮状"排列

4. 注意事项

（1）本病大多数患者表现为双侧卵巢对称性增大，少数病例卵巢无增大或仅单侧增大，但病侧卵巢内卵泡数目和大小与典型病例相同。

（2）当超声发现卵巢内卵泡直径小、数目多时，应提示小卵泡数量较多，注意多囊卵巢综合征，但其诊断需要结合临床表现及激素检查。

（三）卵巢子宫内膜异位囊肿（巧克力囊肿）

1. 病因及临床表现

卵巢子宫内膜异位囊肿是指具有生长功能的内膜组织异位到卵巢上，发生周期性的增殖、分泌和出血所形成的囊肿，肉眼外观似巧克力，故又称巧克力囊肿，是子宫内膜异位症最常见的类型。临床表现主要有继发性痛经，月经失调，经量增多或经期延长，不孕；妇科检查可发现子宫增大，子宫粘连、活动度差；子宫一侧或双侧可扪及活动度差的包块，腹部轻压痛。

2. 超声表现

（1）二维超声：卵巢内可见低回声区，可单侧或双侧发病，多呈类圆形，囊壁外缘较清晰，内壁毛糙，内见细密点状低回声，或见团块状或粗细不等的带状等回声；当囊肿内出血机化时，可见不规则中等回声或网状回声；多个囊肿聚集而形成较大的多房性囊肿，其间有厚的分隔。

（2）彩色多普勒超声：囊壁一般无血流信号，有时可见少许血流信号，内部无血流信号（图 8-53）。

3. 鉴别诊断

（1）卵巢单纯性囊肿：囊肿边界清晰，内部呈透亮无回声区，囊壁无血流或可探及少许点状血流。

（2）卵巢肿瘤：巧克力囊肿内血液完全机化，可出现实性不规则的中等回声或中高回声，应注意与卵巢肿瘤相鉴别，后者内部实性区可显示血流信号，巧克力囊肿内实性区未见血流信号。

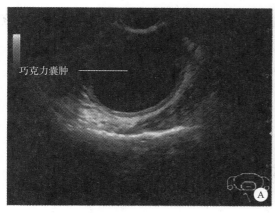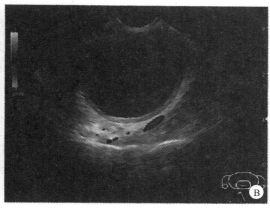

巧克力囊肿

图 8-53　卵巢巧克力囊肿声像图

A. 囊壁外缘较清晰，壁厚，囊内见细密点状低回声；B. 彩色多普勒显示周边及内部未见血流信号

（3）黄体囊肿：两者均可出现厚薄不均的网状分隔，但黄体囊肿囊壁可探及环状或半环状血流，频谱呈低阻力型，而巧克力囊肿囊壁一般无血流信号。

（4）输卵管卵巢囊肿：患者一般有盆腔炎病史，囊肿壁厚薄不均，边界不清，可显示管道状结构。

（5）畸胎瘤：畸胎瘤与巧克力囊肿两者内部均可见混合回声，畸胎瘤囊壁回声均匀，内部高低回声界线清晰。

4. 注意事项

（1）应用彩色多普勒或静脉超声造影检查可观察肿物内血供情况，有助于鉴别本病。

（2）当与卵巢生理性囊肿鉴别困难时，可调高仪器二维增益，或使用仪器的谐波功能观察囊内有无密集的点状低回声，以资鉴别。

（四）卵巢囊腺瘤

1. 病因与临床表现

卵巢囊腺瘤为常见的卵巢良性肿瘤，好发于育龄妇女，包括浆液性囊腺瘤和黏液性囊腺瘤。囊肿大多单侧发生，大小不一，单房或多房，壁光滑，内壁上多有乳头。浆液性囊腺瘤内为淡黄色清亮液体，直径为 5 ~ 10 cm 不等。黏液性囊腺瘤内含胶冻样黏稠液体，多为单侧多房性，壁厚，直径可达 10 cm 以上。卵巢囊腺瘤早期体积小，无明显症状。较大的肿瘤导致腹部隆起，可触及肿块，出现压迫症状，合并感染时出现腹水、发热、腹痛等症状。黏液性囊腺瘤可发生破裂，种植于腹膜上形成腹膜黏液瘤病，肿瘤体积巨大，压迫但不侵犯实质脏器。

2. 超声表现

（1）浆液性囊腺瘤：肿块呈类圆形，边界清晰；大小多为 5 ~ 10 cm，少数大于 10 cm；囊壁薄而光滑，囊壁上可见单个或多个乳头状团块，突向囊内；囊内透声较好，可见纤细的分隔光带；囊肿后方回声增强。彩色多普勒超声显示囊壁乳头内血流信号，频谱呈中等阻力型（图 8-54）。

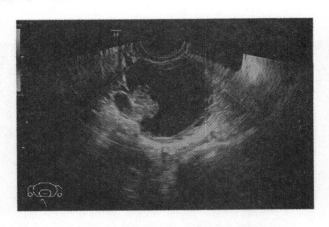

图 8-54　卵巢浆液性囊腺瘤声像图

囊肿内可见实性等回声团，呈乳头状突向囊腔，彩色多普勒显
示实性等回声团内小条状血流信号

（2）黏液性囊腺瘤：肿块呈类圆形，边界清晰；常单侧发生，直径可达 10 cm 以上；囊壁较厚、均匀，可达 0.5 cm；囊壁上可见单个或多个乳头状团块，突向囊内或囊外；囊肿内部常见多房厚分隔，囊内透声较差，见散在强回声光点。彩色多普勒超声显示乳头内血流信号，频谱呈中等阻力型（图 8-55）。

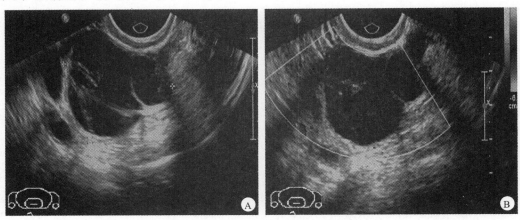

图 8-55　卵巢黏液性囊腺瘤声像图

A. 囊肿内可见多发分隔光带与实性等回声团，内透声较差；B. 彩色多普勒超声显示分隔光带与实性等回声团
内小条状血流信号

3. 鉴别诊断

（1）本病应注意与卵巢生理性囊肿、巧克力囊肿、输卵管积水及炎性包块等疾病相鉴别，详见相应章节。

（2）交界性囊腺瘤：超声表现与上述两种肿瘤相似，但乳头更多、更大，彩色多普勒超声显示乳头上较丰富血流信号。

4. 注意事项

（1）注意观察囊肿的大小、形态、内部回声，囊内乳头及其血流信号情况，囊壁是否有血流信号。

（2）卵巢囊腺瘤均需手术病理学确诊，超声图像仅提供临床参考。一般不主张穿刺，因为容易引起播散。

（五）卵巢囊腺癌

1. 病因与临床表现

卵巢囊腺癌是卵巢上皮细胞起源最常见的恶性肿瘤，包括浆液性囊腺癌和黏液性囊腺癌。浆液性囊腺癌多为双侧发病，大小为 10～15 cm，呈囊实性，囊壁或分隔上乳头状回声较大而多，易产生腹水。黏液性囊腺癌多为单侧发病，呈多房性，囊腔多而密集，分隔厚而粗细不均，内壁可见乳头及实性区，囊液浑浊。患者早期多无明显症状，晚期症状主要为腹胀、腹痛、腹部肿块及腹水。卵巢囊腺癌生长快，内部可发生出血坏死，预后较差。

2. 超声表现

（1）二维超声。

1）浆液性囊腺癌：可双侧或单侧发病，呈类圆形或分叶状，囊壁厚且不规则，囊壁上可有中低回声的乳头状突起，侵犯囊外形成向外突起的局限性团块。病灶内呈混合回声，可见低回声及无回声，内部见厚度不均的带状分隔。

2）黏液性囊腺癌：超声表现与浆液性囊腺癌相似，但黏液性囊腺癌的无回声区内常充满密集或稀疏点状的黏液回声（图 8-56）。

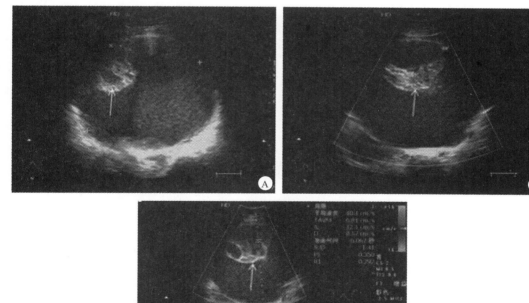

图 8-56　卵巢黏液性囊腺癌声像图

A. 盆腔可见一类圆形混合回声包块，内部充满密集点状的低回声及等回声区；B. 等回声内区可见血流信号；

C. 测得低阻动脉频谱（*RI*：0.29）

3）多伴有腹水。

4）腹膜上可见散在的低回声团块。

（2）多普勒超声：彩色多普勒超声显示肿瘤内分隔、乳头及低回声区有较丰富条状血流信号，血管分布紊乱，频谱多普勒呈低阻型。

3. 鉴别诊断

超声检查通常难以确定卵巢恶性病变的病理类型，主要的鉴别诊断包括良性病变与恶性病变的鉴别、卵巢肿瘤与炎性包块的鉴别。

（1）恶性肿瘤：肿瘤形态不规则、边界欠清、内部回声不均，可见厚薄不均的分隔，多合并腹水，彩色多普勒可见丰富血流信号，呈低阻型（$RI < 0.4$）。

（2）良性肿瘤：多为囊性为主，单房或多房，无或少实性成分或乳头，分隔薄而均匀。

（3）盆腔炎性包块：二维超声表现与卵巢恶性肿瘤相似，输卵管炎可见附件区腊肠样包块回声，其旁可见正常的卵巢回声。但当盆腔炎症明显累及卵巢时，须结合临床病史、症状及体征进行综合分析。

4. 注意事项

（1）通过观察肿块周围是否存在正常卵巢组织，鉴别其是否来源于卵巢。

（2）卵巢囊腺癌伴腹水及腹膜、网膜转移，相对来说较易做出诊断，但明确肿瘤性质有困难，只能根据超声图像提出初步意见，最后确诊还须病理学检查。

（3）有实性成分的单房或多房囊肿，其内乳头多且不规则时要考虑到恶性病变可能。

（六）卵巢囊性畸胎瘤

1. 病因及临床表现

卵巢囊性畸胎瘤又称皮样囊肿，来源于原始生殖细胞，囊内为皮脂样物质、毛发、牙齿及骨骼等。该病一般无明显临床症状，肿瘤体积较大者可触及腹部包块。由于肿瘤成分特殊，易并发扭转、破裂和感染，可导致急腹症发生。

2. 超声表现

（1）二维超声。

1）超声表现为附件区类网形混合回声团块，边界较清晰，形态规则。

2）该病声像图表现多样，囊内皮脂样物及毛发显示为纤细杂乱的光带回声，牙齿、骨骼则为强回声光团，具体可分为以下8种（图8-57）。

脂液分层征：肿块内见一强回声分界线，上方呈密集点状强回声，为脂质成分，下方为液性无回声区。

面团征：肿块内见强回声团块，边缘较清晰，为发脂混合物。

瀑布或垂柳征：肿块内见散在强回声，前方回声较强，后方渐次减弱，呈"瀑布状"或"垂柳状"。

星花征：肿块内见散在强回声光点，漂浮于无回声区中。推动或加压时光点可移动。

壁立结节征：肿块内壁见突起的强回声或高回声结节，似乳头状，后方伴声影。

多囊征：无回声区见小囊，呈"囊中囊"征。

杂乱结构征：肿块内回声杂乱，强回声光团为毛发或骨骼，后方回声衰减或伴声影。

线条征：肿块内见多条短线状强回声，随体位改变而移动。

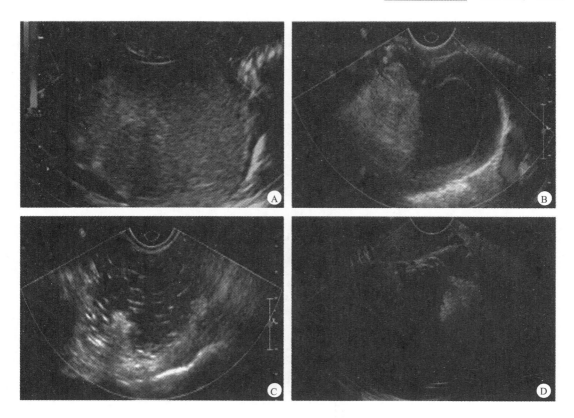

图 8-57 卵巢囊性畸胎瘤声像图

A. 面团征；R. 多囊征；C. 星花征；D. 壁立结节征

（2）多普勒超声：彩色多普勒超声显示其周边及内部无血流信号，良性畸胎瘤囊壁上可见细小点状血流信号。

3. 鉴别诊断

（1）巧克力囊肿：畸胎瘤内密集点状低回声的水平常高于巧克力囊肿，且内部可见团块状强回声，后方伴声影。

（2）黄体囊肿：回声较畸胎瘤低，囊壁较厚、毛糙，内见多发分隔光带，彩色多普勒超声显示周边呈半环状或环状血流信号。

（3）肠管及肠道胀气：仔细观察可见肠管蠕动，排便后复查无包块回声。

4. 注意事项

（1）成熟畸胎瘤恶变主要发生于年龄较大妇女，常有血甲胎球蛋白升高。

（2）未成熟性畸胎瘤好发于儿童和青年女性，肿瘤多呈囊实性，内可见毛发、骨、软骨、黑色脉络膜及脑组织等，但牙齿少见。因腹腔种植率高，60% 合并腹水。超声表现与其他原发卵巢癌相似，需注意鉴别，但最终结果依靠病理学检查确诊。

（七）卵巢颗粒细胞瘤

1. 病因与临床表现

卵巢颗粒细胞瘤是一种能分泌雌激素的卵巢性索间质肿瘤，发病原因可能与 DNA 复制错误的基因缺陷有关。该病好发于 40 ~ 50 岁妇女，自然病程长，易复发。主要临床症状包括儿童性早熟，如乳房增大、阴阜发育等异常发育；育龄女性出现月经过多、经期延长或闭经；绝经后女性出现阴道不规则出血；高水平雌激素的长期刺激使子宫内膜增生，可导致息肉或子宫内膜癌、子宫肌瘤等；其他临床症状包括盆腔包块、腹胀及腹痛等。

2. 超声表现

（1）二维超声：颗粒细胞瘤可为实性、囊实性或囊性。小者以实性低回声为主，内部回声不均质，后方无明显声衰减；大者可因出血、坏死而呈囊实性或囊性，可有多发分隔而呈多房囊实性，有时实性包块中见"蜂窝状"无回声区；囊性为主肿块表现为多房性囊肿。

（2）多普勒超声：由于颗粒细胞瘤产生雌激素，使瘤体内部血管明显扩张，肿瘤实性部分和分隔上可探及较丰富血流信号，频谱常呈高速低阻型（图8-58）。

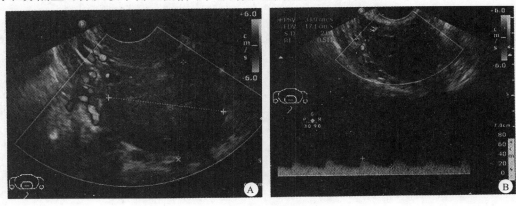

图8-58 卵巢颗粒细胞瘤

A. 左侧附件区肿块呈实性，内部可探及条状血流信号；B. 频谱多普勒超声测及高速低阻血流频谱

（3）由于肿瘤分泌过多的雌激素，可导致子宫内膜增生、息肉甚至内膜癌。

3. 鉴别诊断

（1）浆膜下子宫肌瘤：实性卵巢颗粒细胞瘤需与浆膜下子宫肌瘤鉴别，后者子宫增大、形态不规则，瘤体与子宫分界不清，内部回声呈竖条状衰减，并可见与子宫相连的蒂及血管。

（2）卵巢囊腺瘤/癌：多房囊实性者需与卵巢囊腺瘤/癌相鉴别，后者内部呈混合回声，可见实性回声区及无回声区，实性回声区内可探及血流信号。

（3）卵巢单纯性囊肿：需与囊性为主的颗粒细胞瘤相鉴别，前者边界清晰，内部回声清亮，周边及内部无血流信号。

（八）卵泡膜细胞瘤和卵巢纤维瘤

1. 病因与临床表现

卵泡膜细胞瘤与卵巢纤维瘤属于性索间质肿瘤，常同时存在，又称卵泡膜纤维瘤，好发于绝经前后妇女。卵泡膜细胞瘤可与颗粒细胞瘤合并存在，分泌雌激素，出现子宫内膜增生、月经不规律或绝经后阴道出血等症状。卵巢纤维瘤不分泌激素，可并发腹水或胸腔积液，称 Meigs 综合征。早期卵巢纤维瘤无明显症状，肿瘤较大时可引起腹痛，触及腹部包块，当压迫泌尿道时引起尿频、尿急等症状。妇科检查时两者可触及盆腔实性包块，质硬。

2. 超声表现

（1）二维超声表现为单侧或双侧附件区实性肿物，呈类圆形或分叶状，边界清晰，内

— 156 —

部回声均匀或不均匀。

（2）卵泡膜细胞瘤表现为中高回声或中低回声，后方回声可轻度增强，彩色多普勒超声显示内部散在血流信号，可探及低速中等阻力动脉频谱。

（3）卵巢纤维瘤回声水平较浆膜下子宫肌瘤更低，常伴后方衰减，导致后方边界不清，彩色多普勒超声一般无血流信号显示或其近场见少许血流信号（图8-59）。卵巢纤维瘤可伴胸腔积液或腹水。

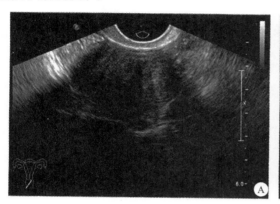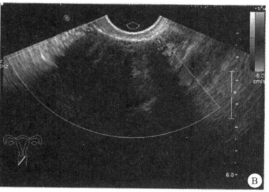

图 8-59　卵巢纤维瘤声像图

A. 左侧卵巢可见一个类圆形低回声团，边界尚清晰，后方回声明显衰减；B. 彩色多普勒超声显示近场小条状血流信号，远场未见明显血流信号

3. 鉴别诊断

（1）子宫浆膜下肌瘤：子宫增大、形态不规则，瘤体与子宫分界不清，内部回声呈竖条状衰减，并可见与子宫相连的蒂及血管，与子宫呈同步运动；当不能观察到蒂时，若见双侧完整、正常的卵巢结构，则有助于判断为浆膜下子宫肌瘤；若肿块周围可见少许卵巢组织，则卵巢纤维瘤可能性大；卵巢纤维瘤与子宫分界明显，推压可见两者反向运动。

（2）卵巢囊肿：少数纤维瘤回声较低，类似无回声的包块，需与卵巢囊肿相鉴别，后者后方回声增强，内无血流信号。

（3）内胚窦瘤：肿瘤形态不规整，内部回声杂乱，常伴血性腹水，腹水中可检测到高甲胎球蛋白。

（4）卵巢癌：实性卵巢癌形态不规整，轮廓不清晰，内部回声杂乱，呈囊实性改变，可见不规则无回声区，彩色多普勒超声显示其内部血流丰富。肿瘤常生长迅速。

（郭宏燕）

第五节　盆腔其他疾病

一、适应证与禁忌证

（一）适应证

（1）盆腔炎性疾病。

（2）盆腔异位妊娠。

（3）输卵管疾病。

（4）盆腔静脉瘀血综合征。

（5）盆腔其他病变，如子宫切除术后盆腔。

（6）外阴及阴道畸形、阴道囊肿、阴道肿瘤。

（二）禁忌证

参照本章第一节相关内容。

二、检查方法

参照本章第一节相关内容。

三、检查内容

（1）检查内容为除子宫和卵巢之外的女性生殖系统脏器，包括输卵管、子宫直肠陷凹、阴道、盆腔血管等。

（2）附件区异常病灶形态、大小、数目、边界、内部回声、后方回声变化及与周围脏器关系、血流信号及阻力指数。

（3）观察输卵管有无病变，输卵管为一对细长的迂曲管状结构，正常情况下超声难以显示，当有盆腔积液、输卵管积水等病理情况可显示。

（4）盆腔淋巴结有无肿大、盆腔有无积液或肿块。

四、注意事项

（1）经腔内超声扫查范围比较局限，对于大的病灶往往不能观察其全貌，还容易遗漏位置较高的病变（如盆腔手术后的淋巴管囊肿、粘连于腹壁的盆腔肿物或脏器），必要时可结合经腹部超声检查。

（2）肠道肿物、神经源性腹膜后肿物也可位于盆腔，妇科超声检查时可发现，应提示其可能为非妇科来源病变，为临床提供诊断信息。

五、常见疾病

（一）输卵管肿瘤

1. 病因与临床表现

输卵管良性肿瘤少见，恶性肿瘤多继发于子宫内膜癌与卵巢癌，常发生于绝经后老年女性，发病率占女性生殖道恶性肿瘤的 0.5% ~ 1.1%。早期无明显症状，进展期出现输卵管癌三联症，即阴道排液、腹痛及盆腔包块。阴道排液为常见的特异性症状，呈间歇性，多为浆液性、黄色、无臭液体，有时为血性液体，晚期可出现腹水。

2. 超声表现

（1）二维超声：附件区可见腊肠状或不规则形实性、囊实性回声团，多单发，包膜不明显，内见不规则实性中等回声或中低回声，内壁粗糙，囊性包块内可见乳头状突起；子宫腔可见积液，卵巢形态完整。

（2）多普勒超声：彩色多普勒超声显示实性中等回声或中低回声及乳头内可见血流信号，动脉血流频谱呈低阻力型。

3. 鉴别诊断

本病超声表现多不典型，应与卵巢肿瘤及附件炎性疾病鉴别。

（1）卵巢癌：卵巢增大，形态不规则，内部结构紊乱，可见乳头状突起，有的肿块呈多囊性或完全实性改变，常伴盆腔积液或腹水，彩色多普勒超声显示卵巢内部血流丰富，动脉血流频谱呈低阻力型。

（2）输卵管卵巢脓肿：脓肿管壁较厚，内部见细密点状回声及不规则等回声或高回声，彩色多普勒超声显示囊壁点状血流信号，而囊内一般无血流。经抗炎治疗后，输卵管卵巢脓肿可缩小，而输卵管癌则不缩小。

（3）输卵管积液：附件区可见腊肠状、管状或不规则形无回声区，边界清晰，内壁毛糙，彩色多普勒超声显示无回声区内部无血流信号。

4. 注意事项

（1）输卵管肿瘤应结合经腹部超声、经阴道超声、超声造影综合诊断，以提高其诊断正确率。

（2）注意扫查输卵管病变大小、位置、形态、内部回声及与卵巢的关系。

（3）输卵管肿瘤在声像图上不易与炎性包块、陈旧性异位妊娠及卵巢肿瘤相鉴别，必要时应提示患者1～2周后复查以鉴别。

（4）常规二维超声不易诊断输卵管癌，只能为临床提供附件区占位的信息，不能确定良、恶性及其来源。

（5）阴道不规则排液为本病重要临床表现，如在附件区可见正常卵巢结构，则肿块源于输卵管的可能性大。

（二）盆腔炎性疾病

1. 病因及临床表现

盆腔炎性疾病是由女性生殖系统、周围结缔组织及盆腔腹膜感染引起，按其发病过程及临床表现分为急性和慢性，主要包括子宫内膜炎、输卵管炎、卵巢炎、输卵管卵巢脓肿、盆腔结缔组织炎及盆腔腹膜炎等。急性期有腹痛、寒战、发热、腹膜刺激等表现，伴白细胞升高；慢性期上述症状均减轻，可出现膀胱或直肠刺激征、月经不调、痛经、不孕等表现；体检常触及盆腔肿块。

2. 超声表现

（1）二维超声。

1）子宫内膜炎：声像图无特异性，仅表现为非特异性的内膜不规则增厚或少量的宫腔积液。

2）宫腔积脓：超声检查可见宫腔内不规则无回声区，边界清晰，内可见细小点状回声。

3）输卵管卵巢炎：早期输卵管、卵巢炎声像图可无异常；急性输卵管炎表现为附件区低回声团块，大小不等，边界欠清，累及卵巢时导致卵巢增大、边界模糊，卵泡结构模糊（图8-60）。

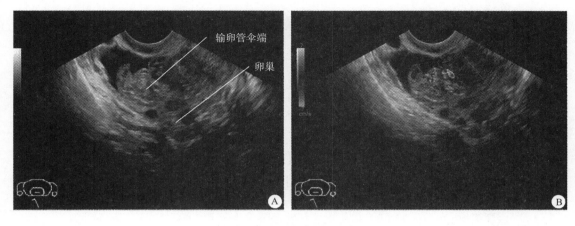

图 8-60　输卵管卵巢炎声像图

A. 右侧附件区可见不规则低回声或中回声团，边界欠清，为增粗的输卵管伞端，周边可见卵巢及卵泡回声，卵巢及卵泡结构模糊；B. 病灶周边与内部可见条状血流

4）输卵管积水或积脓：双侧或单侧附件区腊肠状、曲管状或不规则形的无回声区，边界清晰，壁薄或较厚，内壁见皱襞样结构（图 8-61）；发生积脓时无回声区内有细小光点，边缘增厚、不规则，边界模糊。

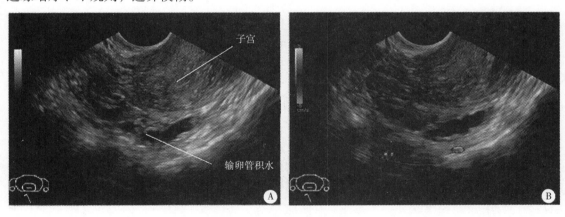

图 8-61　输卵管积水声像图

A. 右侧附件区可见迂曲管状无回声区，壁厚，内壁见皱襞；B. 彩色多普勒显示周边及内部未见血流信号

5）输卵管卵巢脓肿：附件区见长条形、腊肠状、类圆形或管道状无回声区或低回声区，呈"云雾状"，为脓液、细胞碎片和结缔组织产生的回声，囊壁常较厚，边界模糊，与周围组织粘连，卵巢边界不清，结构模糊（图 8-62）。

6）盆腔包裹性积液或脓肿：子宫旁或子宫直肠陷凹内出现单发或多发不规则无/低回声区，积脓时内部回声呈"云雾状"，内见细小点状稍强回声及分隔光带。

（2）多普勒超声：急性期输卵管卵巢炎性包块血流信号丰富，慢性期包块血流信号稀少，呈星点状或短棒状，宫腔积脓及输卵管积水时无回声区内部无血流信号，输卵管积脓时增厚的管壁偶见点状血流信号，盆腔炎性疾病常引起盆腔血管扩张，呈红蓝相间网状分布。

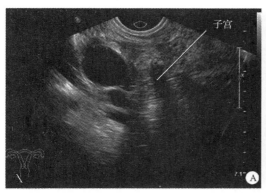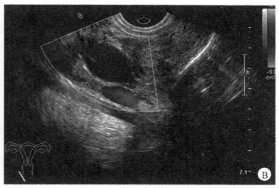

图 8-64　盆腔淋巴囊肿声像图

A. 髂血管旁可见类圆形无回声区，囊壁较厚，内壁不光滑；B. 彩色多普勒超声显示其内部无血流信号

（2）多普勒超声：彩色多普勒超声显示囊壁和囊内分隔无血流信号，肿物较大时压迫髂血管，导致髂动脉局部血流速度加快，下肢静脉血流速度缓慢。

3. 鉴别诊断

（1）包裹性积液：超声主要表现为盆腔多发或单发无回声区，边界清晰，内部可见细弱点状回声或分隔光带，彩色多普勒超声显示其内部无血流信号，而盆腔淋巴囊肿主要位于髂血管旁，常多发。

（2）盆腔肿瘤复发：卵巢癌复发可位于腹腔脏器、肠系膜及大网膜表面，子宫内膜癌、宫颈癌及子宫肉瘤复发主要位于阴道残端，形态不规则，内部回声与原发灶相似。彩色多普勒超声显示肿块内部血流信号丰富。

（3）肿大淋巴结：超声表现为椭圆形或类圆形低回声或弱回声区，常多发，肿块内部可见树枝状血流。

4. 注意事项

（1）对于盆腔肿瘤淋巴结清扫术后的患者，应仔细扫查盆腔有无异常团块回声，注意鉴别肿大淋巴结、淋巴囊肿和其他病变。

（2）发现囊肿后，重点观察其形态、囊内透声性、囊壁是否光滑及囊壁有无血流信号，并测量囊肿大小和囊壁厚度。

（五）子宫切除术后盆腔

1. 病因与临床表现

患者多因盆腔肿瘤、子宫出血等病变将子宫切除，术后可出现感染、出血、腹痛等症状，有时可触及腹部包块。

2. 超声表现

（1）术后正常盆腔：盆腔中央、膀胱后方无子宫回声，子宫全切者可见低回声阴道壁及高回声阴道闭合气线，子宫次全切者膀胱后方可见宫颈结构，若保留卵巢，也可扫查到卵巢结构。

（2）术后并发症。

1）阴道残端血肿：阴道残端可见不均质回声团，形态不规则，边界不清晰，内可见絮状回声及分隔光带，彩色多普勒显示无血流信号（图8-65A）。

2）盆腔囊肿及积液：盆腔内无回声区，边界清晰或欠清晰，内部回声均匀或不均匀（图8-65B）。

3）盆腔淋巴囊肿（详见本节"盆腔淋巴囊肿"）。

4）阴道残端子宫内膜异位囊肿：阴道残端可见不均质低回声团，形态规则，边界尚清晰，彩色多普勒显示无血流信号（图8-65C）。

5）恶性肿瘤术后复发：为盆腔内实性回声团，边界不清晰，内部回声均匀或不均匀，彩色多普勒超声显示病灶内部血流信号较丰富，常测及低阻力血流频谱。

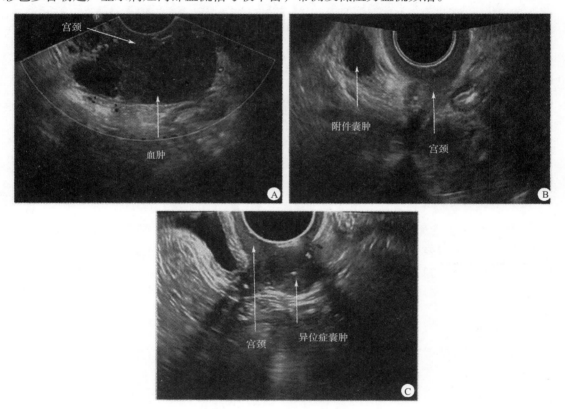

图8-65　子宫切除术后盆腔病变声像图

A. 阴道残端血肿，内部无血流信号；B. 右侧附件区囊肿；C. 宫颈残端子宫内膜异位症

3. 鉴别诊断

（1）肿大淋巴结：超声表现为椭圆形或类圆形低弱回声区，常多发，肿块内部可见树枝状血流。

（2）阴道残端血肿与残留宫颈、肿瘤复发鉴别：残留宫颈可辨认宫颈结构，肿瘤复发血流信号丰富。

（3）盆腔囊肿与卵巢囊肿、输卵管积水鉴别：仔细辨认卵巢结构及积液形态有助于鉴别。

4. 注意事项

子宫切除术后盆腔检查前，需详细了解患者原发病史及病理诊断结果，了解手术方式及术后有无发热、腹痛等症状，以提高诊断正确率。

（六）外阴及阴道畸形

1. 病因及临床表现

外阴及阴道畸形主要包括先天性无阴道，阴道闭锁及阴道横隔、斜隔或纵隔。先天性无阴道因副中肾管发育不良所致；阴道闭锁因泌尿生殖窦发育不良所致；阴道横隔、斜隔或纵隔因副中肾管融合不全所致。先天性无阴道表现为原发性闭经及性生活困难，子宫常为始基子宫，患者无阴道口或仅见阴道盲端。阴道闭锁主要表现为阴道积液扩张，可累及宫颈及宫腔。完全性阴道纵隔可无明显症状，不完全性阴道纵隔性生活及分娩可能受影响；完全性阴道横隔有原发性闭经及周期性腹痛进行性加重，不完全性阴道横隔也多无明显症状，部分患者性生活及分娩受影响；阴道斜隔多伴有痛经，阴道一侧可触及肿块，压迫时可有血液流出。

2. 超声表现

（1）先天性无阴道及阴道闭锁：经腹部扫查时，在宫颈下方、尿道后方、直肠前方未能显示高回声的阴道气体线及低回声的阴道壁；或虽可见部分阴道回声但阴道气体线不清晰，常合并子宫发育不良。

（2）阴道斜隔、横隔或纵隔：对于经血流出障碍的阴道发育异常，因有积血衬托可显示低回声的隔结构及宫颈。阴道斜隔常伴有斜隔侧肾脏缺如，称阴道斜隔综合征，常合并双子宫畸形。

3. 鉴别诊断

（1）阴道斜隔与阴道壁囊肿：前者有月经淋漓不尽及生殖道反复感染史，后者常合并双子宫、双宫颈畸形。

（2）生殖道闭锁所致子宫输卵管积血与输卵管积液鉴别：注意观察病变范围，结合月经异常史进行鉴别。

4. 注意事项

（1）外阴及阴道畸形诊断明确后宜尽早手术，以缓解症状，防止继发盆腔子宫内膜异位症、盆腔感染及粘连等并发症。

（2）外阴、阴道病变需要结合经阴道及经会阴超声检查，后者可以更清楚显示阴道的长度、处女膜或阴道的厚度，了解各种泌尿生殖膈发育异常。

（3）外阴、阴道畸形常合并月经异常或闭经史，结合临床病史有助于鉴别。

（七）阴道壁囊肿

1. 病因及临床表现

阴道壁囊肿包括上皮包涵囊肿、中肾管囊肿及子宫内膜异位囊肿，上皮包涵囊肿由阴道黏膜受损、液体潴留形成，中肾管囊肿为胚胎发育时期中肾管残留遗迹所形成。患者大多无明显症状，病灶较大时引起性交疼痛、分娩障碍及小便次数增加。患者可自行触及或体查发现包块。

2. 超声表现

经腹部扫查时，在宫颈下方阴道内可见椭圆形无回声或低回声区，壁薄而光滑，突入阴道使阴道闭合气线弯曲；经阴道扫查可显示囊肿边界清晰，内壁光滑；若为阴道壁子宫内膜异位囊肿则囊内可见细密点状低回声；小型囊肿或位于阴道下段者超声不易发现（图 8-66）。

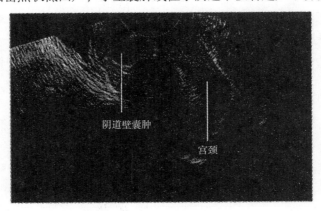

图 8-66　阴道壁囊肿声像图

阴道内可见类圆形无回声区，壁薄而光滑

3. 鉴别诊断

阴道斜隔与阴道壁囊肿，前者有月经淋漓不尽及生殖道反复感染史，后者常合并双子宫、双宫颈畸形。

4. 注意事项

经阴道扫查时探头应缓慢放入阴道连续观察，以免漏诊阴道壁病变，结合妇科检查可协助诊断阴道病变。

（八）阴道肿瘤

1. 病因及临床表现

阴道肿瘤较少见，良性肿瘤包括平滑肌瘤、纤维瘤、乳头状瘤、血管瘤等，恶性肿瘤包括阴道上皮内肿瘤、上皮癌及阴道肉瘤。阴道良性肿瘤多无明显症状，妇科检查时可触及包块。肿瘤增大时，可出现白带增多、不规则阴道流血、感染，因与尿道、膀胱关系密切，往往出现泌尿系统症状如尿频、尿急、排尿困难及性交困难。晚期患者，肿瘤侵犯神经或骨盆时，可出现下腹及腰腿部的疼痛。压迫或侵犯直肠时，可出现肛门坠胀、排便疼痛等。

2. 超声表现

阴道肿瘤的超声诊断可结合经腹部、经会阴、经阴道多途径扫查。

（1）阴道良性肿瘤：多为阴道平滑肌瘤。超声表现为子宫大致正常，形态规整，宫壁回声均匀，伴有宫腔积液。阴道壁的正常结构消失，宫颈下方、阴道位置可见不均质或较均质的低回声团块，边界较清晰，部分呈分叶状。可向宫颈突起，但宫颈轮廓尚完整。双侧附件区未见异常，盆腔无积液。彩色多普勒显示血流自周边伸入肿块内部，瘤内散在分布条状血流信号，血流频谱与肌瘤相似。

（2）阴道恶性肿瘤：宫颈下方、阴道位置可见不均质低回声团块，边界不清晰，形态不规则，肿块较大时将子宫推向腹腔，当肿瘤侵犯宫颈周围组织时，宫颈、阴道结构难辨。彩色多普勒可见肿块内部血流信号丰富，呈低阻力型。

3. 鉴别诊断

（1）阴道恶性肿瘤与宫颈癌和直肠肿瘤侵犯鉴别：可根据病灶血供来源鉴别。

（2）不全流产所致阴道内血块：为阴道内不均质回声团，边界不清，内无血流信号。

（3）黏膜下肌瘤突入阴道内：阴道内肿瘤位于阴道，宫颈内口闭合，而黏膜下肌瘤突入阴道内，其肿瘤蒂部上延至宫颈管内，宫颈口扩张。

4. 注意事项

（1）因阴道肿瘤大多可用窥器检查发现，如临床可疑，但窥器检查又无发现，建议膀胱充盈后经腹部超声检查，阴道肿瘤的全貌较经阴道超声检查更清晰。

（2）婴幼儿出现子宫出血，排除真性、假性性早熟原因所致，首先考虑阴道恶性肿瘤。

（3）阴道良性肿瘤一般不引起阴道出血，但可以造成宫腔积液，幼儿很少见。

（孔聪聪）

参考文献

［1］王新房，谢明星．超声心动图学［M］．北京：人民卫生出版社，2016.

［2］白人驹，张雪林．医学影像学诊断［M］．北京：人民卫生出版社，2014.

［3］田家玮，姜玉新．临床超声诊断学［M］．北京：人民卫生出版社，2016.

［4］龚渭冰，李颖嘉，李学应．超声诊断学［M］．北京：科学出版社，2016.

［5］薛玉，吕小利．超声诊断学［M］．北京：科学出版社，2014.

［6］张小红，王如瑛．腹部常见疾病超声诊断［M］．太原：山西科学技术出版社，2014.

［7］姜玉新．中国胎儿产前超声检查规范［M］．北京：人民卫生出版社，2016.

［8］姜玉新，张运．超声医学［M］．北京：人民卫生出版社，2016.

［9］王浩．阜外医院心血管超声模板［M］．北京：中国医药科技出版社，2016.

［10］黄道中，邓又斌．超声诊断指南［M］．北京：北京大学医学出版社，2016.

［11］余建明，刘广月．医学影像技术学［M］．北京：人民卫生出版社，2017.

［12］高剑波．中华医学影像技术学［M］．北京：人民卫生出版社，2017.

［13］刘万花．乳腺比较影像诊断学［M］．南京：东南大学出版社，2017.

［14］胡蓓蓓．盆部影像检查技术［M］．南京：江苏大学出版社，2017.

［15］周汉，韩白乙拉，王彩生．常见肝胆疾病影像学诊断图谱［M］．沈阳：辽宁科学技术出版社，2017.

［16］郭万学．超声医学［M］．北京：人民军医出版社，2015.

［17］任卫东，常才．超声诊断学［M］．北京：人民卫生出版社，2013.

［18］刘延玲，熊鉴然．临床超声心动图学［M］．北京：科学出版社，2014.

［19］姜玉新，冉海涛．医学超声影像学［M］．北京：人民卫生出版社，2016.

彩图附录

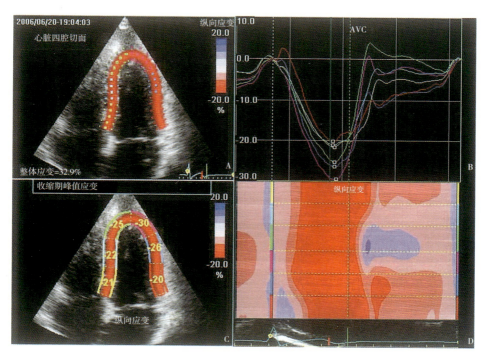

图 2-2　左室心脏四腔切面心肌纵向应变—时间曲线

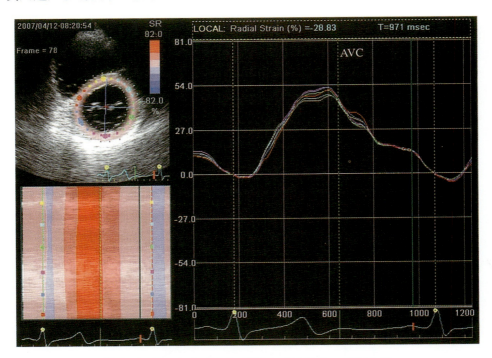

图 2-3　二尖瓣水平左室短轴切面径向应变—时间曲线

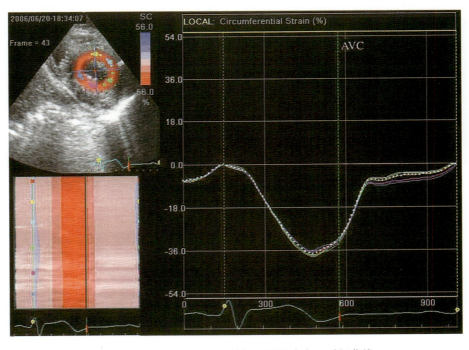

图 2-4　心尖水平左室短轴切面圆周应变—时间曲线

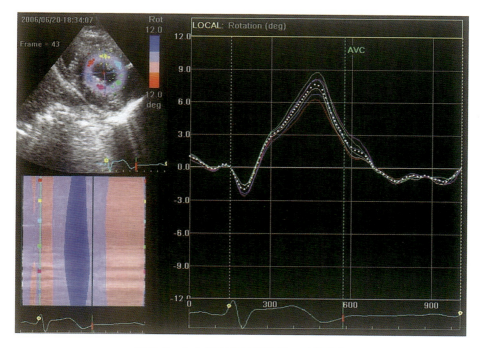

图 2-5　心尖部左室短轴旋转—时间曲线

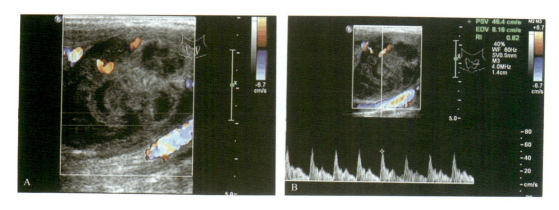

图 3 - 2　急性化脓性甲状腺炎

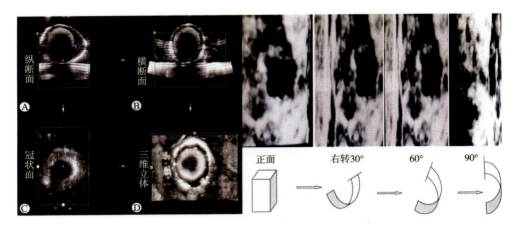

图 4-1　乳腺灰阶容积 3/4D 超声成像的图方位与动态旋转角度

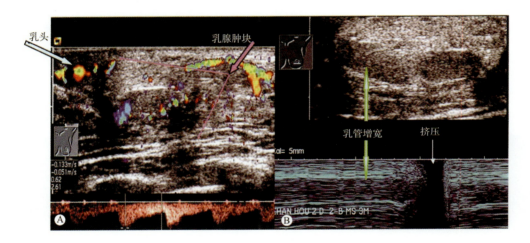

图 4-2　产后乳头乳腺炎早期

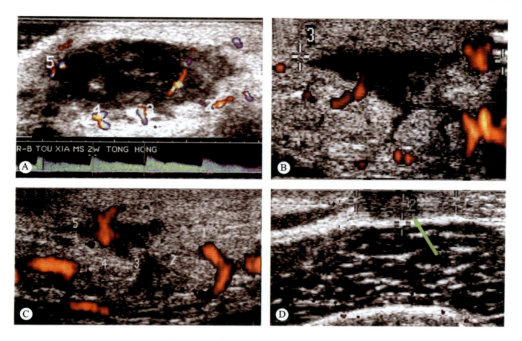

图 4-3　男性急性乳腺炎脓肿形成

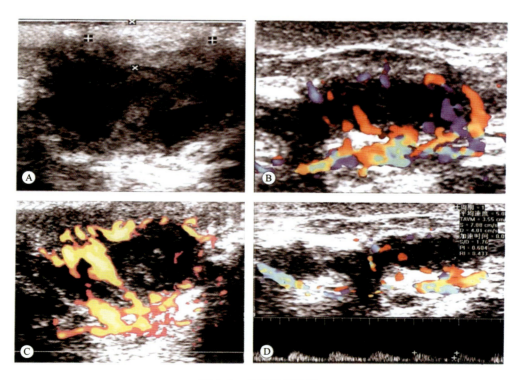

图 4-4　乳腺慢性脓肿

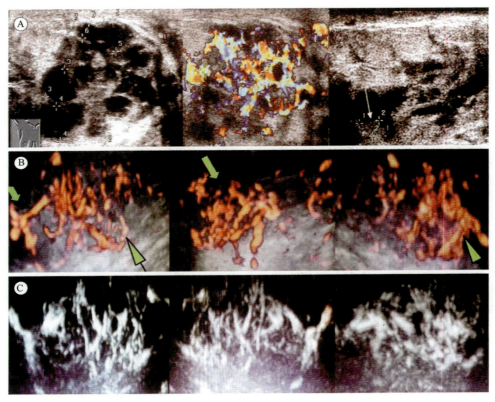

图 4-5 急性乳汁淤积性乳腺炎的能量图与 **BF** 血管 **3D** 结构明显增多

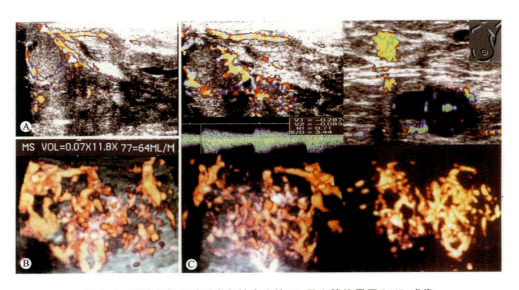

图 4-6 乳腺多年积乳诱发急性炎症的 **2D** 及血管能量图 **3/4D** 成像

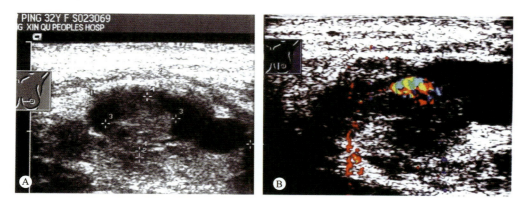

图 4-7 导管内乳头状瘤

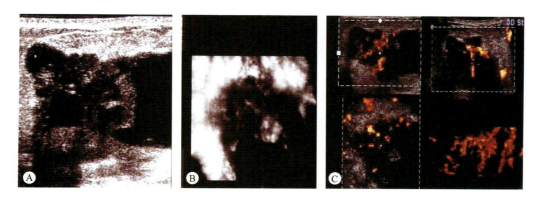

图 4-8 导管内乳头状瘤 2D、3D 成像

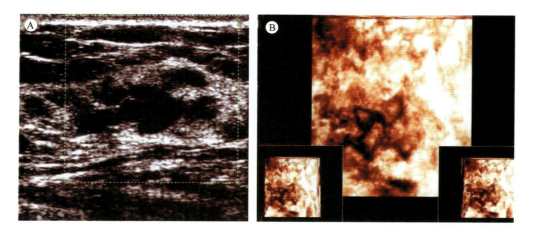

图 4-9 乳腺中、小导管内乳头状瘤

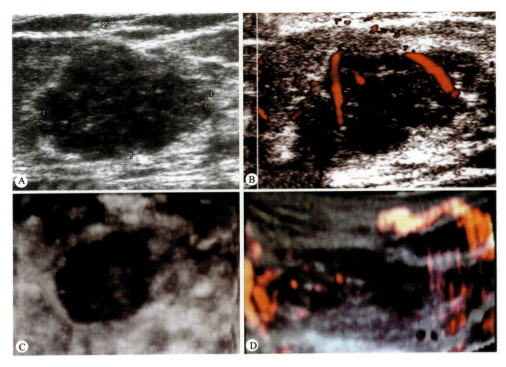

图 4-10　乳腺纤维瘤 3D 成像——血管中度增生

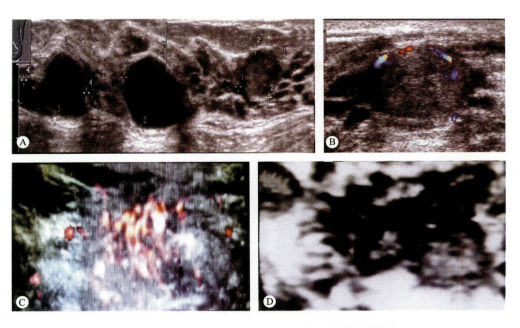

图 4-11　纤维瘤复发血管明显增多伴阻塞性乳管扩张

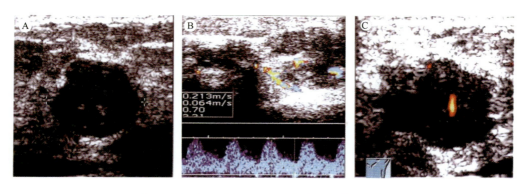

图 4-12　乳腺纤维腺瘤伴腺病误诊为恶性病变

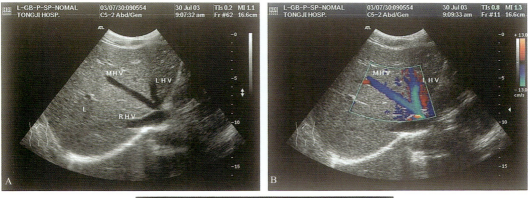

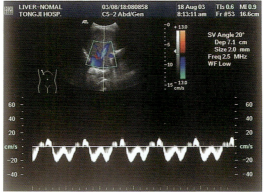

图 7-2　右肋缘下第二肝门斜切面

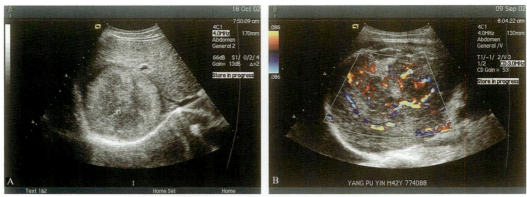

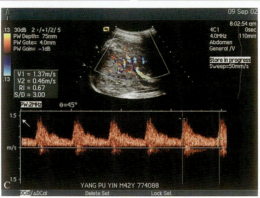

图 7-6　原发性肝细胞癌（巨块型）

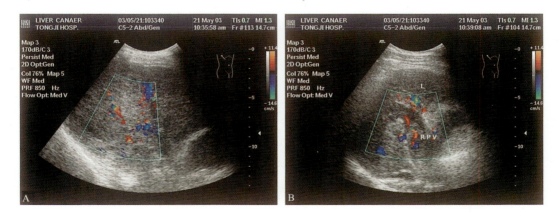

图 7-8　原发性肝细胞癌（弥漫型）

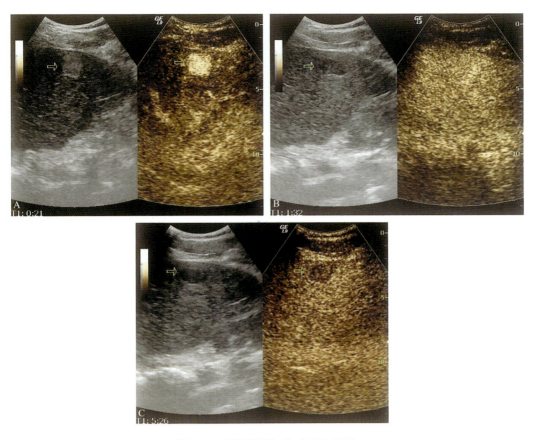

图 7-9 原发性肝细胞癌超声造影

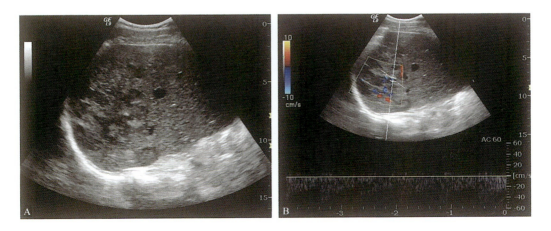

图 7-10 肝胆管细胞癌

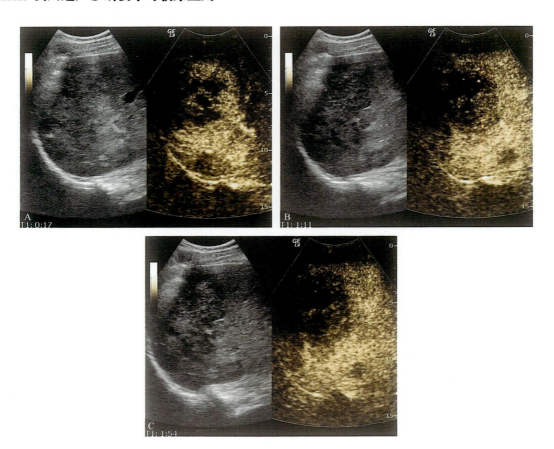

图 7-11 肝胆管细胞癌超声造影

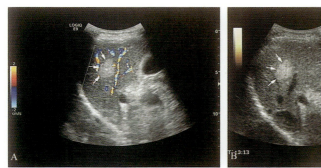
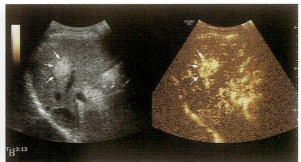

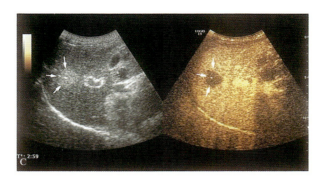

图 7-13 转移性肝癌

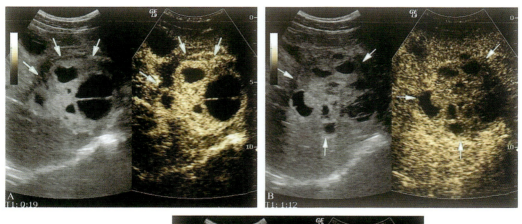

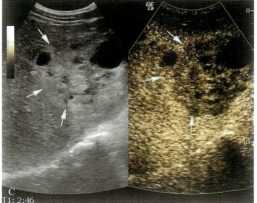

图 7-14 肝类癌

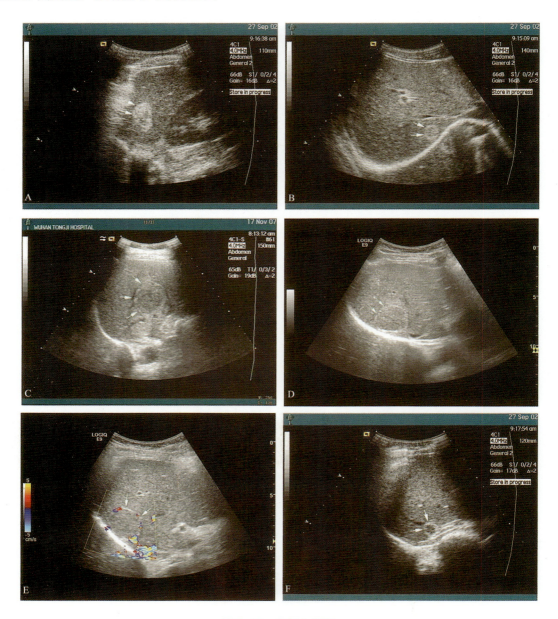

图 7-15　毛细血管瘤

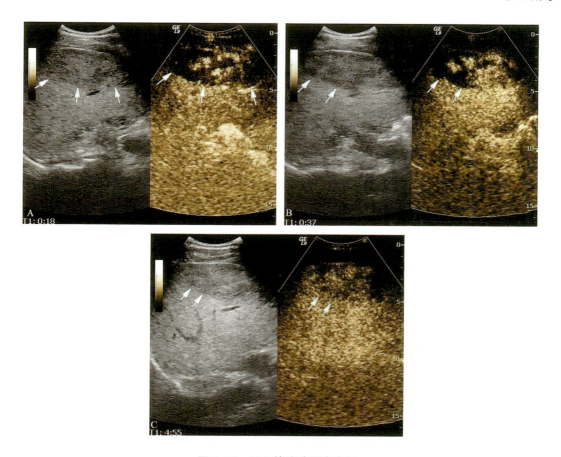

图 7-16 肝血管瘤造影声像图

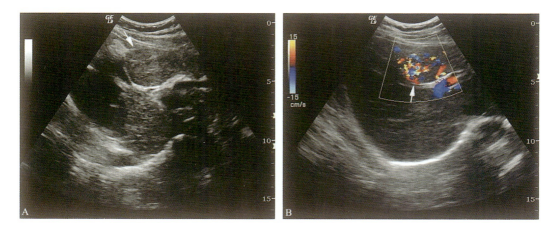

图 7-17 肝局灶性结节性增生

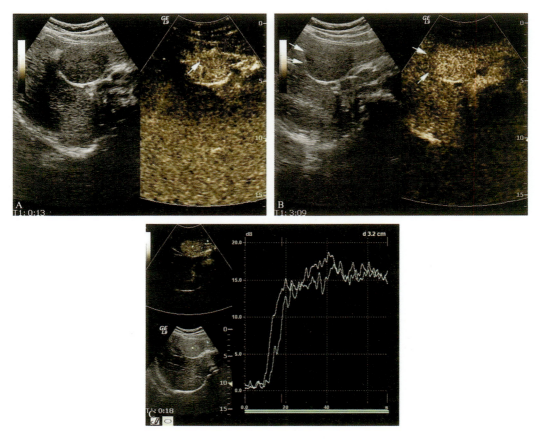

图 7-18 肝局灶性结节性增生

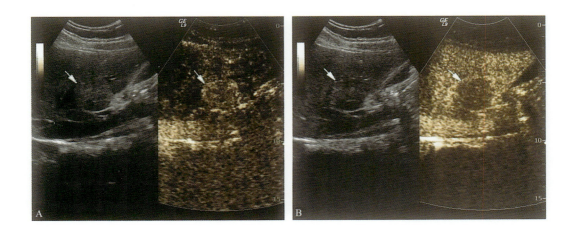

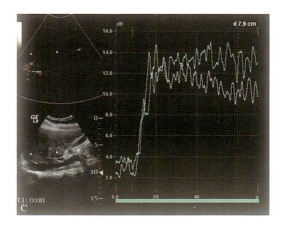

图 7-19 肝腺瘤

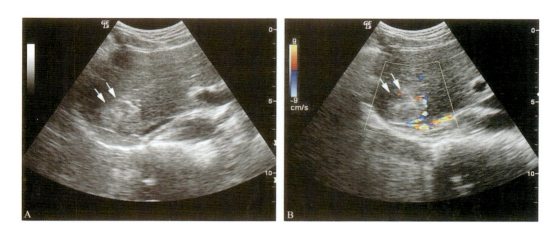

图 7-20 肝错构瘤

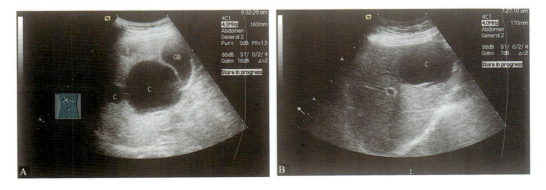

图 7-22

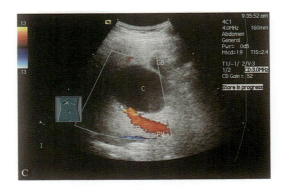

图 7-22　单纯性肝囊肿

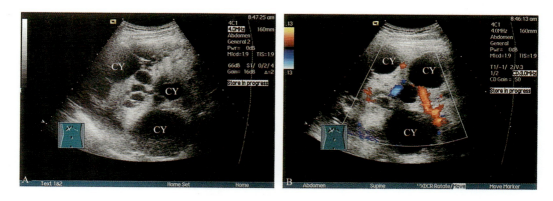

图 7-23　多囊肝

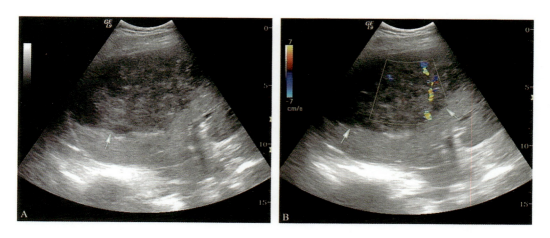

图 7-24　肝脓肿病程初期

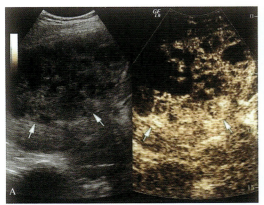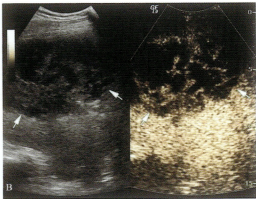

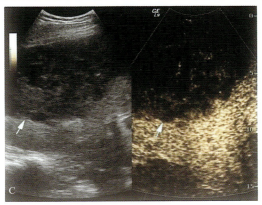

图 7-25　肝脓肿造影声像图

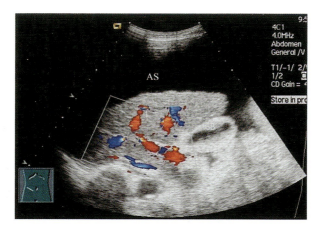

图 7-27　肝硬化

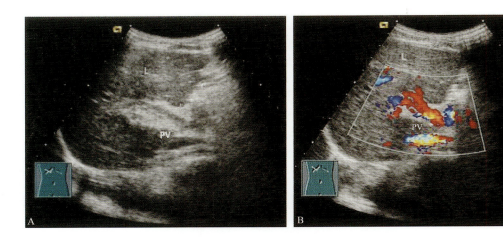

图 7-28 肝硬化门静脉血栓

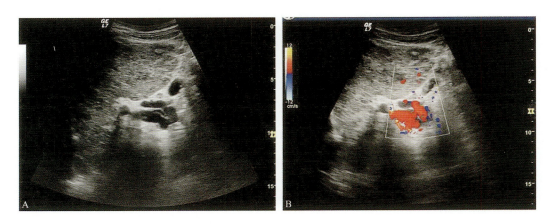

图 7-29 肝硬化门静脉海绵样变性

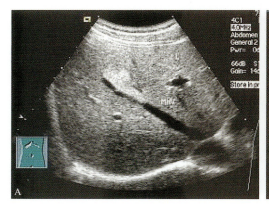
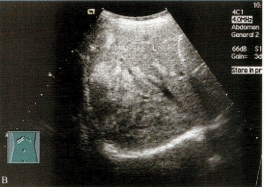

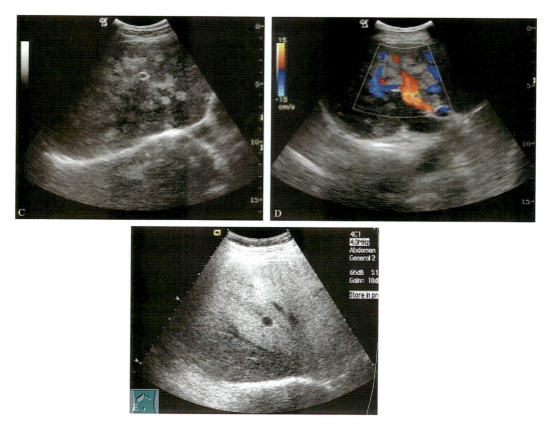

图 7-30 局限性脂肪肝

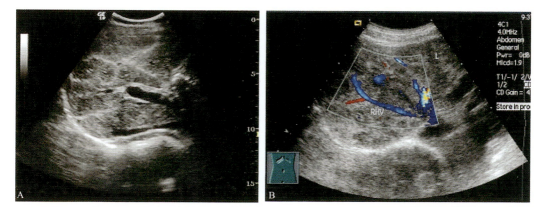

图 7-31 血吸虫病肝部病变

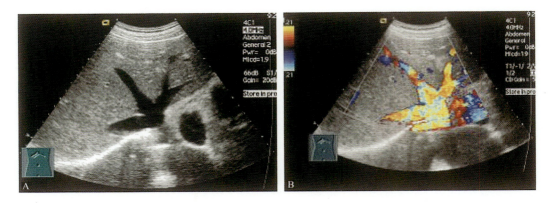

图 7-32 瘀血肝

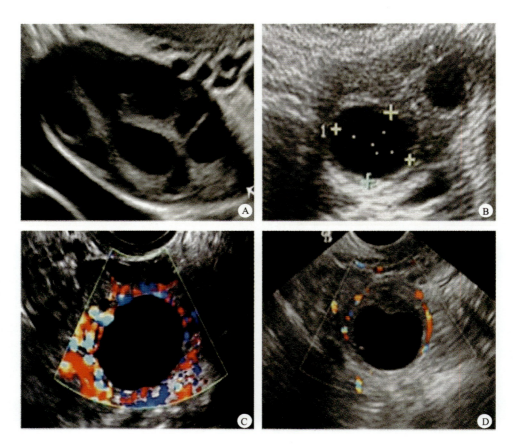

图 8-5 不同月经周期卵巢及卵泡声像图

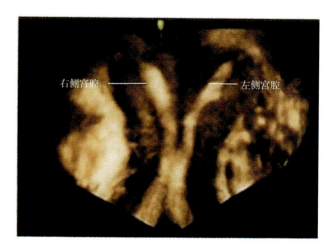

图 8-6 完全纵隔子宫三维声像图

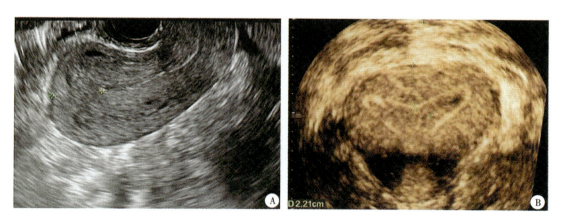

图 8-7 不完全纵隔子宫声像图

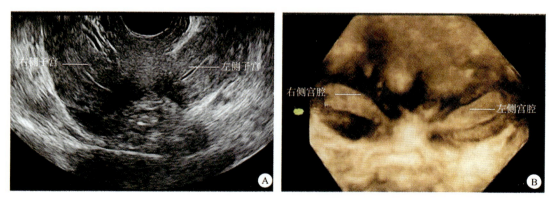

图 8-8 双子宫声像图

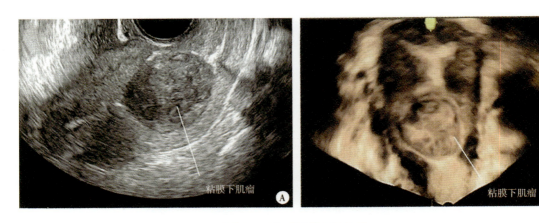

图 8-9　黏膜下肌瘤声像图

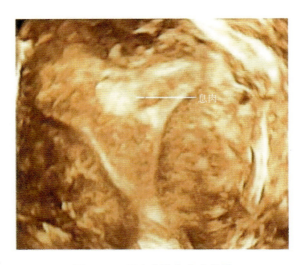

图 8-10　子宫内膜息肉声像图

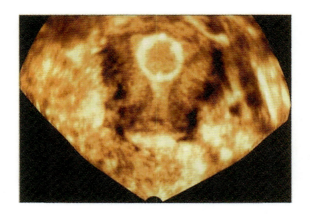

图 8-11　宫内节育器声像图

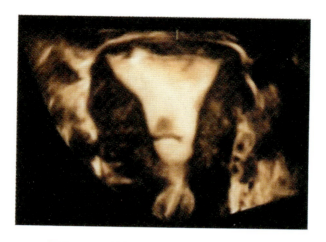

图 8-12　三维超声显示子宫内膜形态声像图

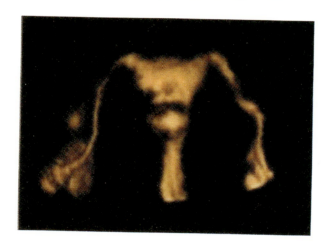

图 8-13　双侧输卵管通畅声像图

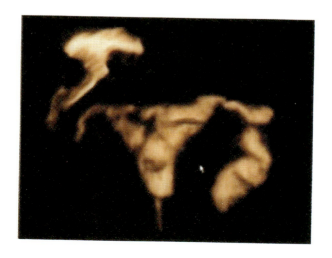

图 8-14　双侧输卵管通而不畅声像图

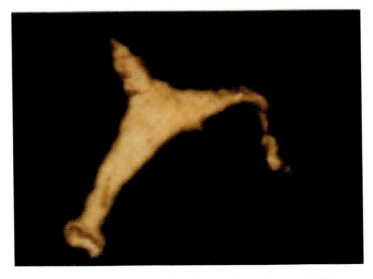

图 8-15　双侧输卵管阻塞声像图（左侧中段，右侧近端）

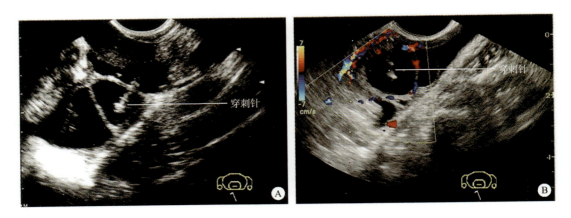

图 8-16　超声引导下卵泡穿刺取卵

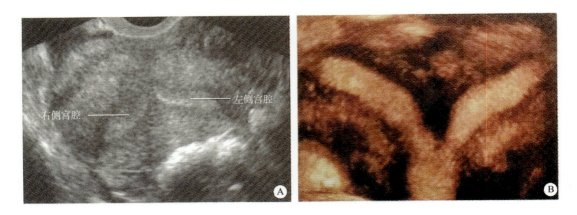

图 8-23　双角子宫声像图

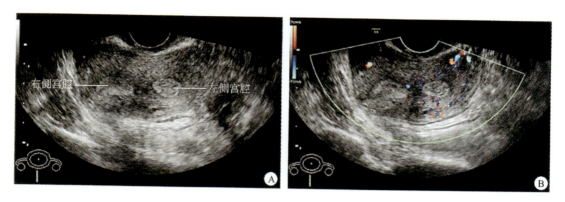

图 8-24　纵隔子宫畸形声像图

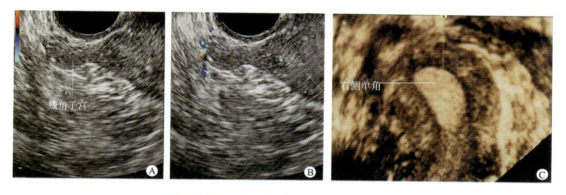

图 8-25　左侧残角、右侧单角子宫声像图

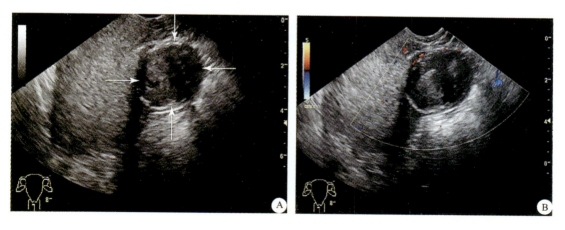

图 8-27

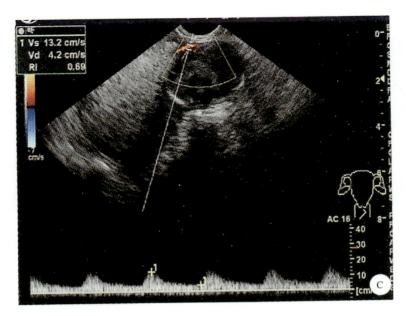

图 8-27 浆膜下子宫肌瘤声像图

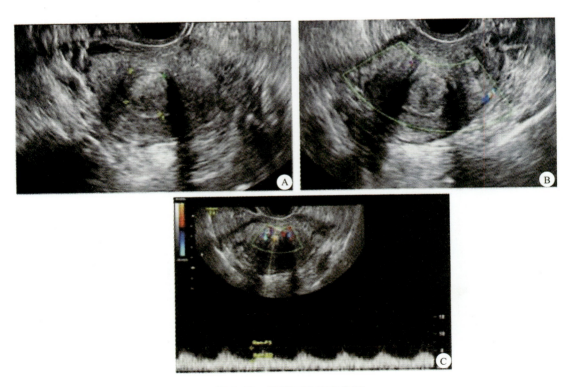

图 8-28 黏膜下肌瘤声像图

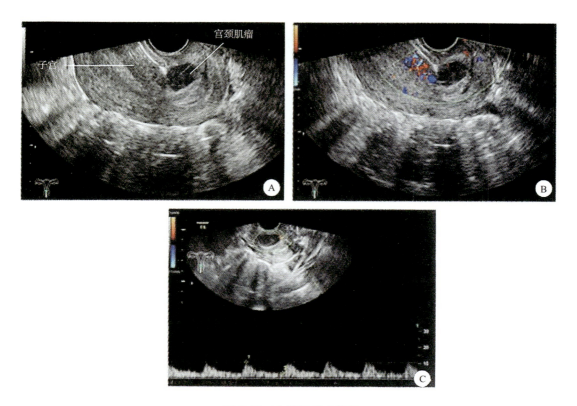

图 8-29　宫颈肌瘤声像图

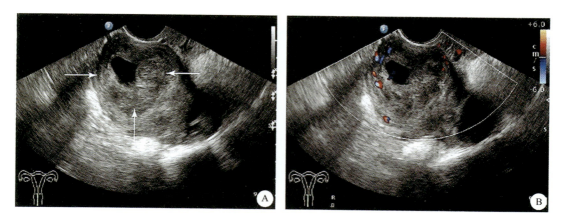

图 8-30

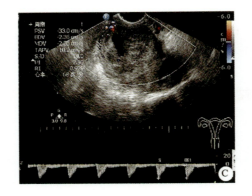

图 8-30　子宫肌瘤囊性变声像图

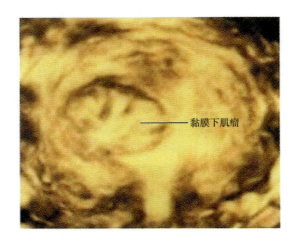

图 8-31　黏膜下肌瘤 3D 图像

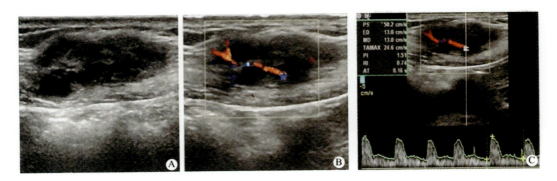

图 8-33　腹壁瘢痕子宫内膜异位声像图

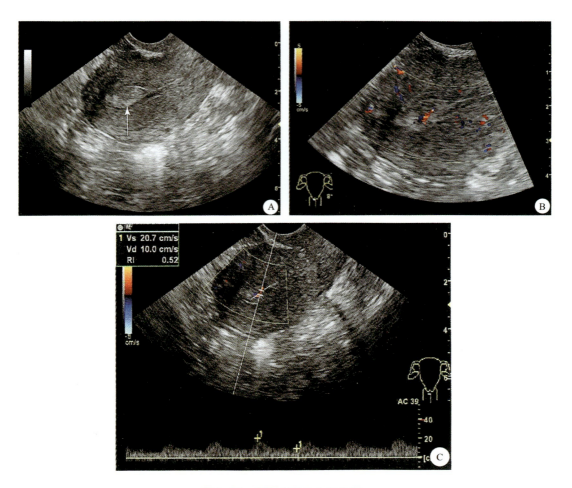

图 8-34　子宫内膜息肉声像图

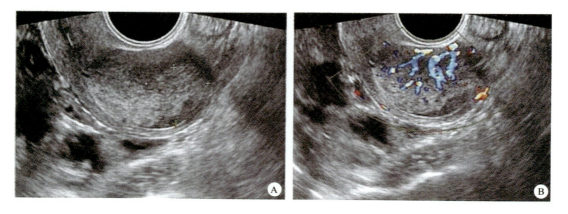

图 8-35

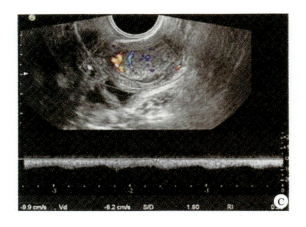

图 8-35　子宫内膜癌声像图

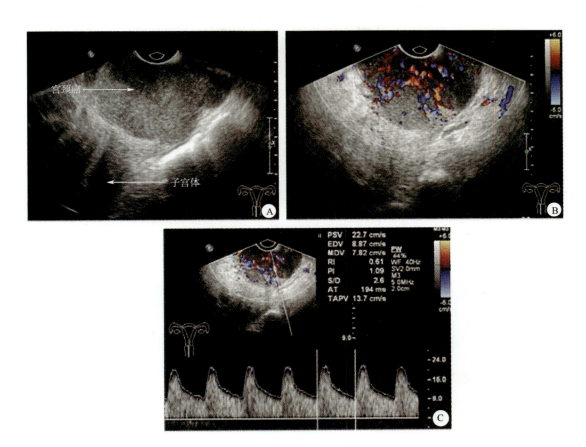

图 8-36　宫颈癌声像图

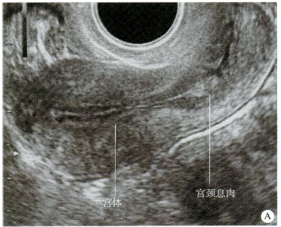
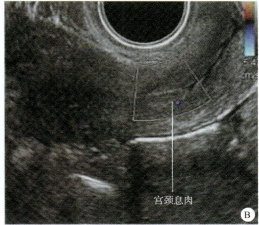

图 8-37　宫颈息肉声像图

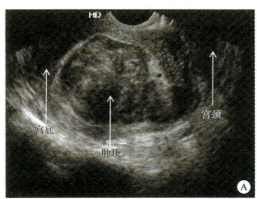
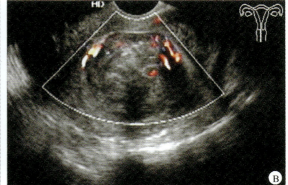

图 8-39　子宫肉瘤声像图

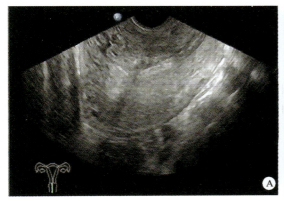
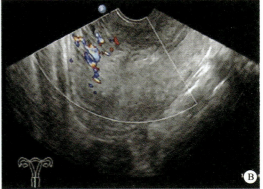

图 8-40

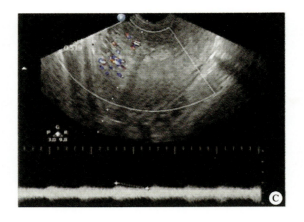

图 8-40　宫腔妊娠产物残留声像图

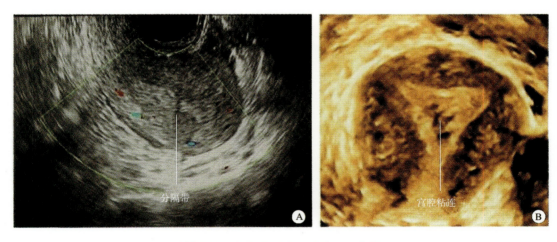

图 8-45　宫腔粘连（中央型）声像图

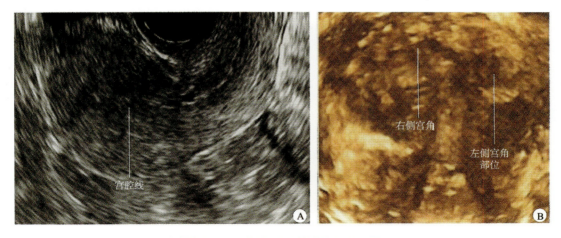

图 8-46　宫腔粘连（混合型）声像图

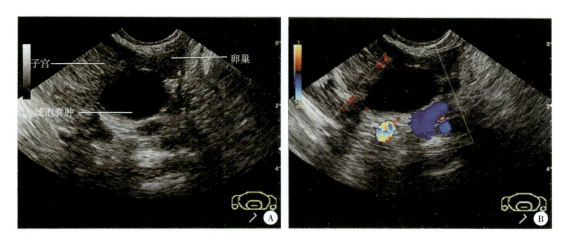

图 8-50 滤泡囊肿声像图

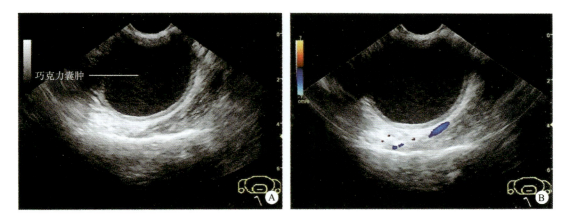

图 8-53 卵巢巧克力囊肿声像图

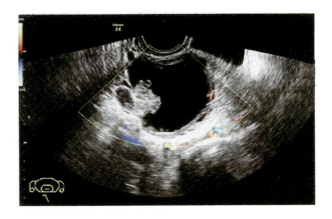

图 8-54 卵巢浆液性囊腺瘤声像图

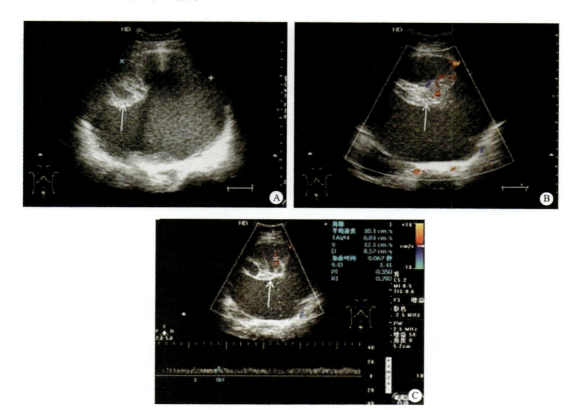

图 8-56　卵巢黏液性囊腺癌声像图

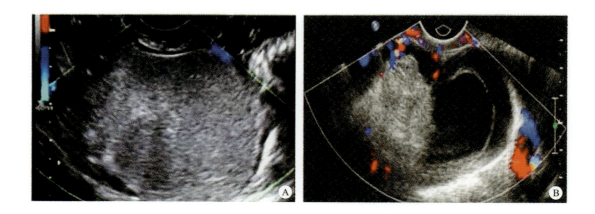

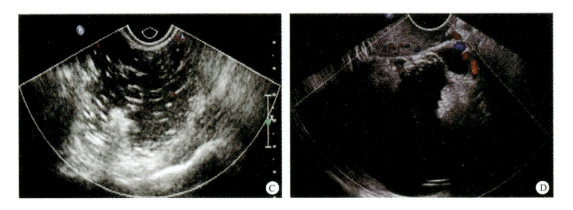

图 8-57　卵巢囊性畸胎瘤声像图

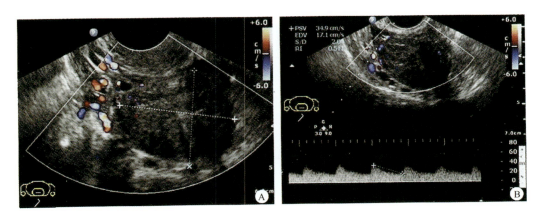

图 8-58　卵巢颗粒细胞瘤

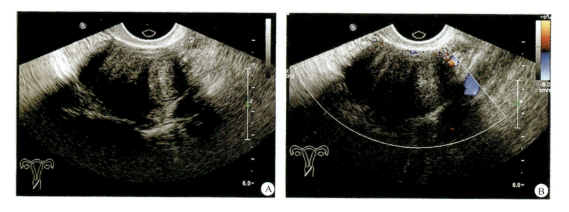

图 8-59　卵巢纤维瘤声像图

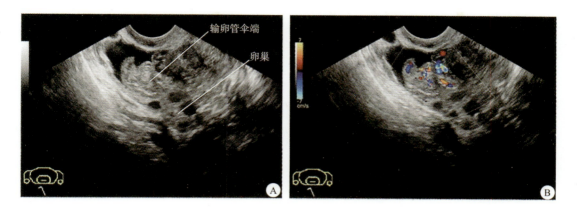

图 8-60　输卵管卵巢炎声像图

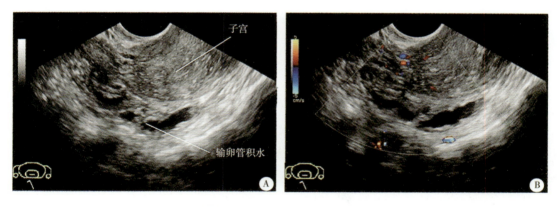

图 8-61　输卵管积水声像图

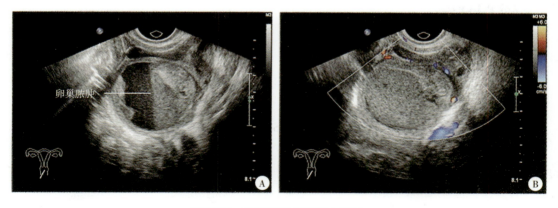

图 8-62　输卵管卵巢脓肿声像图